H.-J. Haug, H. Kind

Psychiatrische Untersuchung

Ein Leitfaden für Studierende, Ärzte und Psychologen
in Praxis und Klinik
7. aktualisierte Auflage

Hans-Joachim Haug
Hans Kind †

Psychiatrische Untersuchung

Ein Leitfaden für Studierende,
Ärzte und Psychologen in Praxis und Klinik

7. aktualisierte Auflage

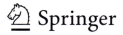 Springer

Prof. Dr. med. Hans-Joachim Haug
Ordinariat für Psychiatrie ad personam
Philosophische Fakultät der Universität Zürich
Ärztlicher Direktor Schlössli-Gruppe
Schlösslistraße 8
8618 Oetwil am See, Schweiz

Prof. Dr. med. Hans Kind †

ISBN-13   978-3-540-74860-1   Springer Medizin Verlag Heidelberg

Bibliografische Information der Deutschen Nationalbibliothek
Die Deutsche Nationalbibliothek verzeichnet diese Publikation in der Deutschen Nationalbibliografie;
detaillierte bibliografische Daten sind im Internet über http://dnb.d-nb.de abrufbar.

Springer Medizin Verlag
springer.de
© Springer Medizin Verlag Heidelberg 2008

Planung: Renate Scheddin
Projektmanagement: Renate Schulz
Lektorat: Christine Bier, Nussloch
Layout und Einbandgestaltung: deblik Berlin
Satz: Fotosatz-Service Köhler, Würzburg

SPIN: 11781141

Gedruckt auf säurefreiem Papier   2126 – 5 4 3 2 1 0

Vorwort zur siebten Auflage

1973 ist die erste Auflage des Buches »Psychiatrische Untersuchung« erschienen. Seither hat es 6 Auflagen erlebt und sich zu einem etablierten und von vielen Lernenden sehr geschätzten Lehrbuch entwickelt. Seinen Erfolg hatte es zu einem überwiegenden Teil seinem Autor Hans Kind zu verdanken. Sein Stil war immer sachlich nüchtern, mit professioneller Distanz zum Lehrgebiet. Gleichzeitig wurde immer deutlich, dass es darum geht, den Patienten besser gerecht zu werden und den Studenten, aber auch den jungen ärztlichen und psychologischen Kollegen, bei der psychiatrischen Untersuchung eine Orientierungshilfe zu bieten. Der Leitfaden eines erfahrenen Lehrers für die klinische Praxis sollte es sein, kein abgehobenes Wissenschaftswerk. Aber eben auch kein rein subjektiver Erfahrungsbericht, sondern ein Buch, das wissenschaftlich geprüftes Wissen für den täglichen Gebrauch in der Klinik nutzbar macht. Hans Kind fühlte sich damit in der Tradition der alten Psychiater, insbesondere der Schule von Eugen und Manfred Bleuler.

Für die sechste Auflage hat mich Herr Kind gebeten, am Buch mitzuarbeiten »…um diesem Leitfaden, der bisher in der Fachwelt eine gute Aufnahme gefunden hat, angesichts meines vorgerückten Alters, eine weitere Zukunft zu sichern…«. Ich bin auf diese ehrenvolle Anfrage natürlich gerne eingegangen und die Begegnungen mit ihm und seiner Frau haben mich nicht nur fachlich bereichert.

Am 19. Oktober 2004 ist Prof. Dr. Hans Kind in seinem 83. Altersjahr verstorben. Der oben zitierte Satz aus dem Vorwort zur sechsten Auflage belegt, dass es sein Wunsch war, dass das Buch von mir weitergeführt wird. Ich mache dies sehr gern und immer mit dem Versuch, den von ihm geprägten Charakter weitgehend zu erhalten. Ergänzungen, Veränderungen, Korrekturen wurden für die 7. Auflage dort vorgenommen, wo neue Kenntnisse vorlagen oder die diagnostischen Gewohnheiten sich verändert haben. Hiervon betroffen waren v. a. die Kap. 4 über Persönlichkeitsstörungen und -veränderungen, Kap. 7 über die psychiatrische Diagnose und Kap. 8 über die Klassifikation psychiatrischer Diagnosen. Ich hoffe, dass das Buch auch in der neuen Auflage Erfolg haben wird, weil es nützlich ist und ich hoffe, dass es Hans Kind auch in der neu vorliegenden Form gefallen hätte.

Hans-Joachim Haug
Zürich, im Sommer 2007

Aus dem Vorwort zur ersten Auflage

Ein in sich abgeschlossener Leitfaden für die psychiatrische Untersuchung existierte bisher in deutscher Sprache nicht. Jedoch enthalten viele Lehrbücher der Psychiatrie ein Kapitel über dieses Thema, in den meisten Fällen aber nur im Sinne einer summarischen Darstellung. Ich glaube deshalb einem Bedürfnis zu entsprechen, wenn eine ausführlichere Schilderung des Untersuchungsgespräches und der ergänzenden Maßnahmen in Form eines Taschenbuches vorgelegt wird.

Meine eigenen Erfahrungen basieren auf einer vieljährigen Tätigkeit in der psychiatrischen Klinik und Poliklinik. In Bezug auf die ambulante Privatpraxis sind meine Erfahrungen gering. Die Darstellung orientiert sich deshalb in erster Linie an der Tätigkeit im Ambulatorium. Es darf aber mit guten Gründen vorausgesetzt werden, dass die Bedingungen der Privatpraxis bzgl. Untersuchungstechnik nicht wesentlich anders sind.

Die theoretischen Voraussetzungen, welche der dargestellten Untersuchungsmethode zugrunde liegen, sind ganz überwiegend jene der Bleuler-Schule in Zürich. Die Diagnostik ist deshalb jene, die im Lehrbuch der Psychiatrie von Eugen Bleuler (1972), bearbeitet von Manfred Bleuler, enthalten ist.

Auf Kasuistik wurde durchwegs verzichtet, um den Charakter eines knappen Leitfadens zu bewahren. Wer daran interessiert ist, muss auf die großen Lehrbücher und die speziellen Anleitungen zur Interviewtechnik verwiesen werden.

In der heute gängigen Untersuchungsmethode, welche hier beschrieben wird, haben sich die Erfahrungen vieler Psychiatergenerationen niedergeschlagen. Dieser Leitfaden erhebt deshalb in keiner Weise Anspruch, eine originale Fassung zu sein. Es wurde vielmehr gesammelt, was da und dort in der Literatur verstreut an praktischen Winken und Hinweisen für die Untersuchung gegeben worden ist. Von einigen Ausnahmen abgesehen, wurde im Interesse der Lesbarkeit und Übersichtlichkeit auf Quellenangaben verzichtet. Der Medizinstudent und der junge Arzt sollen eine handliche Anleitung bekommen, welche für die tägliche, praktische Arbeit mit dem Kranken bestimmt ist und deshalb auf ein umständliches, wissenschaftliches Dekor verzichten darf.

H. Kind
Zürich, im April 1973

Inhaltsverzeichnis

1 Einleitung

Die psychiatrische Untersuchung ist essenzieller Bestandteil jeder Behandlung von Menschen in psychischen Krisen oder mit psychiatrischen Krankheiten. Sie ist die Grundlage jeder Therapieplanung und damit notwendiger Bestandteil des Wissens- und Fertigkeitsspektrums von Psychiatern, Psychologen und anderen Berufsgruppen. Trotzdem wurde bis vor kurzem lediglich ein Spezialgebiet, das psychotherapeutische Erstinterview, methodisch ausreichend erforscht. In der Praxis herrschte noch bis vor kurzem der Eindruck vor, die psychiatrische Untersuchung verstehe sich gewissermaßen von selbst, weil sie nur auf dem einfachen Gespräch und der Beobachtung des Kranken beruhe.

Das größere Interesse an der stärkeren Strukturierung der psychiatrischen Untersuchung hat zwei verschiedene Quellen:

- Zum Einen sind es die Bestrebungen, den Unterricht systematischer zu gestalten, sowohl bei den Medizin- und Psychologiestudenten als auch bei den psychiatrischen Assistenzärzten und den in der klinischen Praxis tätigen Psychologen. In diesem Zusammenhang stellt sich aber sofort die Frage nach der lehr- und lernbaren Technik der Krankenuntersuchung.
- Zum Anderen verlangen die moderne elektronische Datenverarbeitung und die Möglichkeit zur Erfassung großer Patientenkollektive einheitlich erhobene Befunde. Auch für diesen Zweck ist eine allgemein anwendbare und zuverlässig vergleichbare Untersuchungsmethode unerlässlich. Die Untersuchung kann nicht mehr ausschließlich der Intuition des Einzelnen überlassen bleiben.

Es gibt zwar spezielle Testmethoden im Sinne von Ratingskalen und operationalisierten Diagnosesystemen. Der Psychiater wird aber Diagnosen gegenüber seine Vorbehalte haben, die allein auf solchen Verfahren beruhen. Geeignet sind sie als unterstützendes Hilfsmittel in der täglichen Praxis und für Forschungszwecke, weil sie den quantifizierbaren Vergleich des Einzelfalls mit einer Norm oder seine Veränderungen im Lauf einer Therapie erlauben. Diese Verfahren werden im vorliegenden Leitfaden nur am Rande behandelt. Eine umfassende Beschreibung des aktuellen Standes dieser Methoden geben Stieglitz et al. (2001).

Die Autoren gehen im Folgenden von der Tatsache aus, dass in der Psychiatrie, anders als in den meisten übrigen Fächern der Medizin, Untersuchung und Behandlung eine Einheit bilden, d. h. dass das Mittel der Untersuchung, das klinische Gespräch, bereits die Einleitung der Behandlung ist. Das war nicht immer so.

Liest man, was die naturwissenschaftlich eingestellten Psychiater des ausgehenden 19. Jahrhunderts zum Thema Krankenuntersuchung geschrieben haben, so drängt sich – pointiert formuliert – der Eindruck auf, sie hätten den Kranken als einen Beobachtungsgegenstand, als einen Teil der sie umgebenden Natur aufgefasst. Ihn haben sie sorgfältig beobachtet und minuziös beschrieben. Hauptsächlich unter dem direkten oder indirekten Einfluss der im 20. Jahrhundert aufkommenden Psychoanalyse hat sich die Einstellung der Psychiater aber verändert. Die Entwicklung der Persönlichkeit, die zwischenmenschlichen Phänomene der Übertragung und Gegenübertragung wurden von den Psychoanalytikern wissenschaftlich erforscht. Nun sind es nicht mehr nur die einzelnen Krankheitszeichen, nach denen der Psychiater fahndet, sondern die ganze Lebenssituation des Kranken mit seiner Geschichte und die Beziehung zwischen Arzt und Patient rücken ins Blickfeld. Im Sinne Sullivans (1955) wird der Psychiater aus einem distanzierten zu einem »teilnehmenden«, einem engagierten Beobachter. Er lernt, sich selbst immer deutlicher als Untersuchungsinstrument einzusetzen.

Der früheren, in Krankheitszeichen zergliedernden Beobachtung hat die Psychoanalyse Einfühlung und Introspektion als Untersuchungsmittel beigefügt. Gleichzeitig öffnete sie der breiten Anwendung der Psychotherapie das Tor. Der Zweck der Untersuchung, nämlich Diagnose und Therapie, hat dieser neuen Situation Rechnung zu tragen. Das wichtigste Untersuchungsmedium, die Person des Psychiaters, ist gleichzeitig auch das entscheidende psychotherapeutische Instrument. Das muss zwangsläufig dazu führen, die deskriptive und die »introspektive« Untersuchungsmethode zu vereinen. Eine veränderte Situation ergab sich für die Psychiater des 20. Jahrhunderts auch aus dem Wandel der Zusammensetzung ihrer Patienten. Waren es früher überwiegend die Patienten der psychiatrischen Krankenhäuser, so sind es heute zahlenmäßig vor allem die ambulanten Kranken, die die psychiatrischen Dienste in Anspruch nehmen. Die langfristige Beobachtung ist bei ihnen schon aufgrund äußerer Rahmenbedingungen häufig erschwert oder unmöglich.

Es sind oft nur kurzfristige Kontakte, denen die Untersuchung von Anfang an Rechnung tragen muss. Unter dem Einfluss des psychotherapeutischen Anliegens wird die Untersuchung zur Interaktion zwischen zwei Personen. Balint u. Balint (1962, S. 209) benutzen die Begriffe einpersonale und zweipersonale Biologie und Psychologie. Erstere entspreche der klassischen, klinischen Krankenuntersuchung, die zweite sei Voraussetzung für die psychiatrische Untersuchung, die ihrem Wesen nach eine Untersuchung zwischenmenschlicher

Beziehungen sei. Daraus wurde dann die anschauliche Kurzformel abgeleitet, dass sich die Eine-Person-Situation der ärztlichen Untersuchung in eine Zwei-Personen-Situation verwandeln müsse, damit Psychotherapie geschehe.

Gleichzeitig werden dem Untersucher aber auch neue Quellen der Information erschlossen. Argelander (2007) unterscheidet neben der üblichen, objektiven Information, die Fakten und Daten der Lebensgeschichte sammelt, die subjektive Information. Sie liefert die Bedeutung, die der Patient den Daten seiner Lebensgeschichte gibt. Sie kann nicht vom Untersucher allein erschlossen werden, sondern ist nur in der gemeinsamen Arbeit von Arzt und Patient erfahrbar. Hinzu kommt eine dritte Art der Information, die Argelander die szenische nennt. In ihr geht es um das Erlebnis der aktuellen Situation mit allen ihren Gefühlsregungen und Vorstellungsabläufen, auch wenn der Patient schweigt. Wahrgenommen werden in dieser szenischen Information die Beziehungsfähigkeit des Kranken, Hinweise auf seine unbewussten Ängste und Erwartungen in der aktuellen Situation, und seine Fähigkeit, Deutungen seines Verhaltens konstruktiv aufzunehmen.

Die heutige psychiatrische Untersuchungstechnik, mindestens soweit sie gleichzeitig auch als Einleitung einer Behandlung gedacht ist, verlangt also mehr vom Psychiater als die frühere Methode. Er kann nicht mehr in der Rolle des Beobachters und Sammlers von Fakten verharren, er darf diese Haltung aber auch nie vernachlässigen, weil ihm sonst entscheidende psychopathologische Symptome entgehen können. Er muss die Fähigkeit entwickeln, aus der Rolle des distanzierten in jene des engagierten Beobachters zu wechseln und umgekehrt. Nur unter dieser Voraussetzung kann er den Kranken möglichst ganz erfassen. Das wichtigste Untersuchungsinstrument ist also die Persönlichkeit des Psychiaters[1].

---

[1] Es scheint heutzutage notwendig, ausdrücklich zu betonen, dass wenn von Patient, Arzt, Psychiater die Rede ist, selbstverständlich immer die weibliche Form mitgemeint ist. Die durchgehende Doppelbezeichnung ist unpraktisch.

2 Das psychiatrische Untersuchungsgespräch

Die wichtigste psychiatrische Untersuchungsmethode ist das Gespräch mit dem Patienten. Es hat zwei Aufgaben zu erfüllen. Es soll
— dem Kranken die Gelegenheit verschaffen, seine offenen und verborgenen Nöte und Sorgen mitzuteilen,
— dem Arzt die Möglichkeit geben, den Kranken in allen seinen Aspekten kennen zu lernen, Gesundes und Krankhaftes zu registrieren, um eine Diagnose zu stellen und eine erste tragfähige Beziehung zu ihm zu etablieren.

Darüber hinaus ist das Untersuchungsgespräch oft gleichzeitig die Einleitung der Behandlung. Es soll dem Kranken die Erfahrung vermitteln, dass der Arzt seine Schwierigkeiten und Probleme versteht und Wege der Hilfe sieht. Fühlt der Kranke sich verstanden und spürt er die vorurteilslose Zuwendung des Arztes, so beruhigt er sich, fasst Vertrauen und kann die gebotenen Hilfen sinnvoller verwenden.

ⓘ Interview (Unterredung, auch Befragung). In der Psychologie und Psychotherapie wird darunter häufig eine Gesprächsform verstanden, die dem Patienten bzw. der Versuchsperson Gelegenheit gibt, ihre eigenen Ansichten zum infrage stehenden Problem mitzuteilen oder eine Selbstdarstellung zu geben. Die meisten Autoren verwenden die Begriffe Untersuchungsgespräch und Interview synonym. Man spricht von einem freien Interview, wenn die Themenwahl weitgehend dem Patienten überlassen bleibt, von einem strukturierten Interview, wenn der Untersucher durch Fragen und Bemerkungen dem Gespräch bestimmte Richtungen gibt. Im Sinne dieses Sprachgebrauchs würde das im Folgenden beschriebene Untersuchungsgespräch vom freien Interview in der Anfangsphase zum strukturierten im zweiten Teil übergehen.

Exploration (Untersuchung durch Befragung). Im Gegensatz zum Interview liegt die größere Aktivität beim Untersucher. Er fragt nach dem, was er wissen will, z. B. nach Symptomen, Gewohnheiten, Gefühlen, Stimmungen, Denkinhalten u. a. Bei stärker strukturierten Interviews gehen aber Exploration und Interview ineinander über bzw. werden sinnvollerweise synonym gebraucht.

Anamnese (Vorgeschichte einer Erkrankung oder eines aktuellen Zustandes). Die Anamnese wird in der Regel durch strukturierte Befragung erhoben.

▼

> **Der Arzt muss sich dessen bewusst sein, dass er nicht mehr erfährt, als das, wonach (und wie) er fragt. Eine Befragung aufgrund vorgefasster Meinung über den Zustand des Kranken lässt oft das Wesentliche verfehlen. Der wichtigste Grund für unterschiedliche Einschätzungen von zwei oder mehreren Beurteilern gegenüber demselben Patienten (Interraterreliabilität) ist die Auswahl und Art der gestellten Fragen (Wittchen 1993).**

Das optimale psychiatrische Untersuchungsgespräch ist eine dem Einzelfall und dem jeweiligen Zweck der Untersuchung angepasste Kombination von Interview, Exploration und Anamneseerhebung. Meist liegt das Schwergewicht auf dem Interview, wenn es um die Indikation und Einleitung einer Psychotherapie geht. Exploration und Anamnese stehen im Vordergrund, wenn v. a. eine Beurteilung des psychopathologischen Befundes und allenfalls ein Gutachten den Anlass zur Untersuchung geben. Abgesehen von diesen Schwerpunkten bilden aber bei der vollständigen psychiatrischen Untersuchung der freie Bericht des Patienten, die direktivere Exploration und die Anamneseerhebung eine integrale Einheit.

2.1 Äußere Bedingungen

Das Untersuchungsgespräch soll möglichst frei von äußeren Störungen durchgeführt werden. Es soll deshalb ein geeigneter Raum zur Verfügung stehen, der während der ganzen Dauer des Gesprächs nicht anderweitig genutzt wird. Es sollte möglichst keine Unterbrechungen durch Telefonanrufe oder den Arzt bzw. den Patienten beanspruchende Drittpersonen geben! Andere Menschen sollen dem Gespräch nicht zuhören können, auch nicht ungesehen, es sei denn, für Unterrichtszwecke würden besondere Abmachungen getroffen. Die Untersuchung im Krankenzimmer, in Gegenwart anderer Personen, ist ungünstig, denn sie behindern Arzt und Patient in ihrer Spontaneität.

Auch solch scheinbar banale Dinge wie die Ausstattung des Arztzimmers mit persönlichen Dingen, kann Einfluss auf die Interaktion von Arzt und Patient nehmen. Wer seinen Arbeitsraum einrichtet, sollte Folgendes bedenken: Je mehr persönliche Überzeugungen er durch eine eigenwillige Ausstattung seines Untersuchungszimmers offenbart, desto eher können bewusste und unbewusste Gegeneinstellungen beim Kranken mobilisiert werden, die unter Umständen das Gespräch erschweren können.

Das Minimum an Ausstattung umfasst zwei bequeme Stühle und eine Schreibgelegenheit für den Arzt. Heute zieht man es vor, keine Schreibtisch-schranke zwischen Arzt und Patient zu errichten, sondern den Stuhl des Patienten neben den Schreibtisch des Arztes zu platzieren, sodass die beiden Gesprächspartner sich anblicken, aber doch auch ungezwungen eine andere Blickrichtung wählen können. Der Patient soll sich bequem fühlen, durch das Licht nicht geblendet und nicht in eine Ecke eingezwängt sein, die seine Bewegungsfreiheit behindert. Auch ist es günstig, wenn die Stühle etwa von gleicher Höhe sind, um nicht von Anfang an den Patienten schon äußerlich in eine unterlegene Position zu bringen.

Bei der Untersuchung im Krankenzimmer ist darauf zu achten, dass der Kranke sich bequem fühlt und nicht gezwungen ist, das Gespräch in einer beschämenden Kleidung oder Lage zu führen. Die Vernachlässigung solcher Äußerlichkeiten durch den Arzt gibt dem Kranken leicht das Gefühl, jener verstehe seine Situation gar nicht.

2.2   Gesprächsablauf

Die folgenden Ausführungen beziehen sich auf den »Normalfall« einer psychiatrischen Untersuchung, d. h. einen Kranken, der – von sich aus oder von einem Kollegen überwiesen – zur Konsultation kommt und dem Untersucher nicht bekannt ist. Alle anderen Untersuchungssituationen lassen sich als Modifikationen dieses Normalfalles beschreiben, wobei der besondere Zweck der Untersuchung oder die speziellen äußeren Umstände die Änderung des Vorgehens notwendig machen. Wesentliche Abweichungen vom Normalfall wäre der Auftrag von dritter Seite zur Abklärung eines seelischen Tatbestandes oder zur eigentlichen Begutachtung. In diesen Fällen wird, wie bereits erwähnt, das Hauptgewicht auf Exploration und Anamnese gelegt. Es muss also ein vordringliches Anliegen des Untersuchers sein, dort, wo es möglich ist, sich vor Beginn des Gesprächs eine zutreffende Vorstellung über seinen Auftrag zu machen. Die Art und Weise der Einleitung des Gesprächs wird von diesem etwaigen Auftrag abhängen.

2.2.1 Erstkontakt und Gesprächseröffnung

Meist wird der Arzt den Patienten aus dem Warteraum in sein Untersuchungszimmer bitten. Dabei wird er ihm, je nach den gesellschaftlichen Gepflogenheiten, die Hand zum Gruß reichen und sich selbst dem Kranken vorstellen, sofern er nicht, wie in der Privatpraxis, als selbstverständlich annehmen kann, dass der Patient weiß, wen er vor sich hat. Im Krankenhaus, im Ambulatorium und in der Gruppenpraxis ist dies nicht ohne weiteres der Fall. Deshalb ist es besser, den Kranken einmal mehr als nötig wissen zu lassen, wem er gegenübersitzt, als ihn einem anonymen Gesprächspartner auszusetzen.

Äußere Erscheinung

Begrüßung und Begleitung ins Untersuchungszimmer geben Gelegenheit für eine erste unauffällige Betrachtung der äußeren Erscheinung des Patienten.

- Kleidung: unauffällig – modisch – elegant – ungepflegt – unkonventionell – provokativ usw.
- Haartracht: Haupthaar, Bart, Schnurrbart; gepflegt – modisch – ungepflegt, wirr usw.
- Gang und Körperhaltung, Händedruck.

Wertvollen Aufschluss gibt die Beachtung auffallender Disharmonien der äußeren Erscheinung: z. B. Kleidung und Psychomotorik, die mit dem Lebensalter kontrastieren, oder provokante Kleidung bei scheuem, selbstunsicherem Verhalten, oder erotisch betontes Make-up bei auffallender Gehemmtheit, u. a.

Nicht selten zeigen sich bereits in solchen äußeren Diskrepanzen die grundlegenden Persönlichkeitskonflikte in bildhafter Form.

Dokumentation der Personalien des Patienten

Sofern nicht bereits von der Sekretärin aufgenommen und dem Arzt auf dem dafür vorgesehenen Blatt bereitgelegt, empfiehlt es sich, zu Beginn des Kontakts Name, Wohnadresse, Telefonnummer, Geburtsdatum, Staatsangehörigkeit und Beruf zu erfragen. Andere persönliche Daten wie Zivilstand, Kinderzahl, Stellung im Beruf u. a. ergeben sich meist im Laufe des Gesprächs. Bei Frauen kann es hilfreich sein, am Anfang auch den Namen des Ehemannes und seinen Beruf zu notieren. Meist wird man diese Informationen ohne Kommentar entgegennehmen und z. B. nicht gleich in eine Diskussion über den Beruf oder die Wohnverhältnisse eintreten, auch wenn sich Zweifel bzgl.

der Korrektheit der Angaben einstellen. Man wird sich solche Punkte aber für später merken.

Selten gibt es Patienten, die sich anfänglich weigern, ihren Namen oder ihre Adresse zu nennen, und anonym bleiben möchten. In diesem Falle wird man zunächst nach den Gründen dieses Verhaltens fragen. Meist wird sich herausstellen, dass es sich um einen Kranken handelt, der wähnt, seine Verfolger hätten ihn bereits überall verleumdet, und der sich deshalb durch die Anonymität die Unvoreingenommenheit des Arztes sichern will. Das Gespräch wird sich dann von Anfang an um das Zutrauen des Patienten zum Arzt drehen, weil davon das Ergebnis der weiteren Untersuchung und Behandlung abhängt. Andere, eher seltenere Gründe für den Wunsch nach Anonymität, wie politische oder gesellschaftliche Exponiertheit, kann man beiseite lassen. Liegen keine solchen Ausnahmen vor, wird der Arzt von vornherein nicht darauf eingehen können, sondern auf Offenheit bestehen, weil solche rückhaltlose Offenheit die Vorbedingung jeder psychotherapeutischen Hilfe ist.

Geheimhaltung

Die Offenheit des Patienten bei der Nennung seines Namens und seiner persönlichen Verhältnisse hat ihre notwendige Entsprechung in der Schweigepflicht des Arztes. Zur Beruhigung des Kranken kann es hilfreich sein, gleich die Schweigepflicht des Arztes expressis verbis zu betonen. Die Besonderheiten seines Berufs verlangen vom Psychiater eine striktere Einhaltung der Schweigepflicht, als sie sonst unter Ärzten üblich ist. Unter Umständen muss dem Kranken direkt gesagt werden, dass ohne seine ausdrückliche Einwilligung weder seinen Angehörigen noch anderen interessierten Instanzen irgendwelche Auskünfte erteilt werden, wobei allein schon die Tatsache der Untersuchung und Behandlung ein schützenswertes Geheimnis sei. Dass der Arzt seine Glaubwürdigkeit verliert, wenn sein Verhalten solche verbale Versicherungen Lügen straft, braucht nicht näher erläutert zu werden. Freilich ist in diesem Zusammenhang auch an den Fall des urteilsunfähigen psychisch Kranken zu denken. Um ihm die dringend notwendige Behandlung und Pflege zu erweisen, muss gelegentlich gegen seinen Willen mit Angehörigen oder auch behördlichen Instanzen Kontakt aufgenommen werden. Allenfalls gegensätzliche Interessen des Kranken müssen dann sorgfältig gegeneinander abgewogen werden. Heute besteht Konsens darüber, dass dem Kranken in jedem Fall mitgeteilt werden soll, mit wem über ihn gesprochen wird.

Gesprächsdauer

Besonders bei der ersten Konsultation ist es für den Patienten hilfreich, wenn der Arzt ihn gleich am Anfang, noch bevor er mit der Schilderung seiner Beschwerden beginnt, über die maximale Dauer des Gesprächs informiert. Der Kranke kann sich die Zeit dann selbst etwas einteilen und ist weniger in Gefahr, zu weit auszuholen und plötzlich, ohne dass er das ihm wesentlich Scheinende mitgeteilt hat, unterbrochen zu werden. In der Regel wird man in der Privatpraxis und im Ambulatorium 45–60 min für einen neuen Patienten reservieren und ihm sagen, dass 40–50 min zur Verfügung stehen, sodass der Arzt etwas Spielraum und Gelgenheit zur Pause hat.

Gesprächseröffnung

Nachdem die Personalien notiert sind, wird sich der Arzt dem Patienten zuwenden und ihn z. B. fragen: »Was hat Sie zum Besuch hier veranlasst?« Es kann auch nur ein allgemeines »Was möchten Sie besprechen?« sein, oder eine bloße, einladende Handbewegung.

Im Allgemeinen ist es richtig, den Patienten in einer möglichst unbestimmten Weise aufzufordern, nun das mitzuteilen, was er auf dem Herzen hat und was ihm Anlass gab, den Psychiater aufzusuchen. Liegt bereits ein Überweisungsschreiben vor, von dem der Kranke Kenntnis hat, dann wird er unter Umständen darauf verweisen und erklären, der Psychiater wisse ja bereits Bescheid und er möchte Fragen stellen, wenn er weitere Angaben benötige. Man kann ihm erwidern, dass der überweisende Kollege diesen oder jenen Grund für die psychiatrische Untersuchung und Behandlung genannt habe, dass man nun aber gerne vom Patienten selbst hören möchte, was er darüber denke und welches seine Schwierigkeiten seien, was sich nicht unbedingt mit der Ansicht seines Arztes decken müsse.

2.2.2 Einleitungsphase

Der erste Eindruck

Eine Erfahrung, die viele Psychiater gemacht haben und die auch statistisch belegt wurde (z. B. Langen 1954) besagt, dass zahlreiche Kranke schon in den ersten Minuten des Gesprächs mit dem Psychiater ihren Hauptkonflikt formulieren bzw. die Hauptsymptome zeigen, wobei dies vom Patienten selbst unbemerkt geschehen kann. Es ist deshalb gut, das Gespräch mit offenen Fragen zu beginnen und besonders sorgfältig auf die ersten Aussagen des Patienten zu achten, die er in dieser neuen Situation macht. Er sollte nicht durch Fragen, die aus vorgefassten Meinungen stammen, abgelenkt werden.

Gespräch in der Einleitungsphase

In der Einleitungsphase wird die Aktivität weitgehend dem Patienten überlassen, sofern er überhaupt zu zusammenhängenden und verständlichen Mitteilungen fähig ist. Man geht am besten auf seine Wünsche bzgl. Thema, Sprachwahl, Sitzordnung usw. ein, soweit die Realität es zulässt. Der Untersucher enthalte sich nach Möglichkeit jeder Kritik und forsche nur nach dem Bewegungsgrund des vom Kranken gezeigten Verhaltens. Die uneingeschränkte Zuwendung und das ruhige Abwarten erlauben dem Kranken am ehesten, auch tieferliegende, allenfalls peinliche und angstbesetzte Themen ins Gespräch zu bringen.

Die abwartende Haltung des Arztes bedeutet für den Patienten aber auch eine Belastung. Je weniger er selbst am Gespräch interessiert ist, weil er nur unter dem Druck von Angehörigen oder anderen Instanzen zur Untersuchung gekommen ist, desto mehr wird ihn das einladende Schweigen des Arztes irritieren und belasten. Er braucht dann von Anfang an Hilfe, z. B. in dem Sinne, dass seine Unlust zum Gespräch, sein Gefühl des Geschoben- und Gedrängtwerdens, verstehend direkt angesprochen wird.

Die Einleitungsphase soll dem Kranken die Möglichkeit geben, seine Beschwerden, Sorgen, Ängste, Befürchtungen, aber auch seine Wünsche und Ansprüche an den Arzt möglichst frei zu äußern. Die Interventionen des Arztes beschränken sich darauf,

- den Redefluss des Patienten in Gang zu halten,
- ihn anzuregen, Aussagen zu verdeutlichen oder durch konkrete Beispiele anschaulich zu machen und
- seine Gefühle und Empfindungen in Worte zu fassen.

Dies kann auf eine der folgenden Weisen geschehen:

- Durch unterstützende Bemerkungen wie »mhm, ja, ich verstehe« usw.; ferner sichtbares Interesse des Arztes in seiner Haltung; entspanntes Zurücklehnen im Stuhl. Aufmerksame Zuwendungen regen den Patienten an, das angeschnittene Thema weiterzuverfolgen.
- Durch Wiederholung der letzten Aussage des Patienten mit fragendem Unterton wird er aufgefordert, zu verdeutlichen und zu ergänzen.

— Durch Verdeutlichung des Gefühlsgehaltes, den der Patient zum Ausdruck bringt. Indem dieses Gefühl direkt angesprochen wird, fühlt sich der Patient bestätigt und in seinen Mitteilungen verstanden.

— Eine kurze Zusammenfassung des vom Patienten Gesagten, unter Verdeutlichung der relevanten Punkte, kann demselben Zwecke dienen.

Die Dauer der Einleitungsphase richtet sich nach der Ergiebigkeit der Mitteilungen des Patienten, die dieser spontan und ohne spezielle Fragen des Arztes macht. In manchen Fällen kann der Patient schon nach wenigen Sätzen verstummen und sich auch durch die eben erwähnten kleinen Hilfen nicht mehr anregen lassen, weitere Angaben zu machen, ohne dass ihm bestimmte Fragen gestellt werden. In anderen Fällen wird sich der Kranke aber mehr oder weniger frei äußern, von sich aus die Schilderung der Beschwerden ausweiten zur Schilderung seiner Lebensumstände und seiner Konflikte, die ihm auf der bewussten Ebene zu schaffen machen. Wenn für die erste Untersuchung 50–60 min zur Verfügung stehen, wird man den Kranken etwa die Hälfte dieser Zeit spontan sprechen lassen, sofern er Mitteilungen bringt, die für den Zweck der Untersuchung und seine Lebenssituation einigermaßen relevant sind.

Das erhaltene Material entscheidet dann über das weitere Vorgehen:

Hinweise auf psychopathologische Symptome. Es sind in den bisherigen Schilderungen des Kranken schwerwiegende Hinweise auf psychopathologische Symptome erkennbar geworden, z. B. für kognitive Störungen (Orientierung, Aufmerksamkeit, Gedächtnis), Wahn, Sinnestäuschungen, Ich-Störungen, formale Denkstörungen, Affektstörungen, Störungen der Motorik und des Antriebs u. a. In diesem Fall wird das Gespräch durch Fragen strukturiert, die eine Klärung dieser Symptome anstreben. Dabei wird man sich zunächst v. a. an den aktuellen Zustand des Kranken halten und erst allmählich die Lebens- und Krankheitsgeschichte aufrollen. Dies deshalb, weil dem Kranken meist der augenblickliche Zustand zu schaffen macht. Erst wenn dieser Zustand geklärt ist, sollte man sich der Vergangenheit des Patienten zuwenden. (Für die Untersuchung auf psychopathologische Symptome ► Kap. 3).

Hinweise auf intrapsychische Konflikte. Die bisherigen Angaben haben keine groben psychopathologischen Symptome erkennen lassen, jedoch Hinweise auf intrapsychische Konflikte, die vermutlich mit den geklagten Beschwerden in Beziehung stehen könnten. Das weitere Gespräch wird sich in diesem Fall der Entstehung und Bedeutung dieser Konflikte zuwenden.

Konfliktklärung

In der Anamnese ist v. a. zu versuchen, die Lebensumstände, unter denen die Beschwerden erstmals aufgetreten sind, näher zu klären. »Was geschah an jenem Tag, als diese Angst zum ersten Mal auftrat?« – »Hat sich damals an ihren Lebensumständen etwas verändert?« – Man wird sich nicht zu rasch mit negativen Auskünften zufrieden geben, sondern eine – möglichst detaillierte Schilderung des ganzen Tagesablaufs bzw. der eingetretenen Veränderungen und ihres Bedeutungsgehaltes für den Patienten geben lassen. Meist ist es in diesem Stadium des Interviews notwendig, den Patienten anzuregen, seine Beschwerden bzw. sein ihn störendes oder problematisches Verhalten genauer zu beschreiben: Art, Zeitpunkt des Auftretens, Dauer, Schwere der Beeinträchtigung, Rückwirkungen auf andere? Unter welchen Umständen werden die Beschwerden bzw. das störende Verhalten verstärkt oder gemildert? Welche Konsequenzen ergeben sich aus den Beschwerden oder dem problematischen Verhalten für den Patienten?

Die Lebensumstände, unter denen Symptome erstmals auftraten, geben häufig Hinweise auf den zugrunde liegenden Konflikt und die vom Kranken verwendeten Abwehrmittel. Freilich sind zu ihrem Verständnis Kenntnisse der Tiefenpsychologie und speziell der Abwehrvorgänge gegenüber verpönten oder gefürchteten Antrieben und Wünschen notwendig. Nur auf ihrem Hintergrund kann der Untersucher die Angaben des Kranken richtig deuten und ihm dazu verhelfen, ein erweitertes Problembewusstsein zu erlangen und die angebotenen psychotherapeutischen Hilfen in der Folge richtig zu benutzen.

Dührssen (1990) unterscheidet normale, antinomische, tragische und neurotische Konflikte sowie den verschobenen neurotischen Scheinkonflikt.

- **Normale Konflikte** gehören zum Alltag der meisten Menschen. Sie sind bewusst, können durch Aussprachen und Interessenausgleich, allenfalls einen Kompromiss gelöst oder wenigstens entschärft werden.
- **Antinomische Konflikte** sind durch unaufhebbare Gegensätze der Impulse und Bedürfnisse gekennzeichnet, z. B. die notwendige Wahl einer Frau zwischen eigener Familie mit Kindern und beruflicher Karriere. Beides in voller Ausprägung zu haben, ist nicht möglich, ein Kompromiss bedeutet in jedem Fall Verzicht (meist auf beiden Seiten der Pole).

- Zum **tragischen Konflikt** wird der antinomische, wenn er sich auf existenzielle Werte bezieht, wenn es nur um die Wahl zwischen zwei Übeln geht, Unersetzbares auf dem Spiel steht, z. B. Gesundheit, Ehre, Ansehen.
- In der Untersuchungssituation des Psychiaters sind vermutlich die **neurotischen Konflikte** am häufigsten. Sie beruhen zum guten Teil darauf, dass der betreffende Mensch auf die Situation, in der er sich befindet, mit unangepassten Verhaltensmustern reagiert, die meist in der Kindheit und Jugend erworben wurden. Er ist wegen dieser Prägung unfähig, sich den Gegebenheiten adäquat anzupassen und funktionale Lösung bzw. Kompromisse zu finden.
- Manche Patienten verdichten diese unbewältigten und fixierten Konfliktsituationen in formelhaften Redewendungen, mit denen sie dem Arzt ihre Lebenssituation zu erklären versuchen. Dührssen nennt sie die »inneren Formeln« und gibt Beispiele dafür wie: »Ich war immer das schwarze Schaf.« – »Ich bin tüchtig und pflichtbewusst, aber das hat mir noch niemand gedankt«. – »Ich sage eben immer die Wahrheit und mache mich damit unbeliebt.« – »Ich habe bei Frauen eben kein Glück.« usw. Die aufmerksame Registrierung solcher Selbstcharakterisierungen vermittelt wesentliche Hinweise zum Verständnis der inneren Verfassung des Patienten.

Dührssen gibt eine ausführliche Schilderung der Konfliktkonstellationen in den verschiedenen Lebensbereichen, die hier nur ganz summarisch zitiert werden:
- **Konflikte um Partnerwahl und Bindungsverhalten:** z. B. neurotische Partnerwahl aus unbewusster Fixierung (Übertragung) an Eltern oder Geschwister oder aus neurotischem Dominanz- bzw. Unterwerfungsstreben, Anklammerungstendenz u. a. Eheschließung als Flucht aus dem Elternhaus, aus Protest gegen dieses, aus sexueller Faszination durch den Partner. Rivalitätsprobleme in der Familie, Machtkampf, Konflikte aus ungleicher Vermögens- oder Einkommenslage der Partner, ungleicher Herkunftsfamilie bzgl. Besitz oder sozialer Stellung, sexuelle Konflikte.
- **Konflikte aus der Beziehung zu den eigenen Kindern:** z. B. Delegation eigener Wünsche an ein Kind, sein Missbrauch als Partnerersatz, Rivalität, Neid gegenüber dem Kind, Überprotektion, Ablösung der heranwachsenden Kinder.
- **Konflikte aus Verlust durch Tod oder Trennung:** Dabei gibt anscheinend der Verlust des Vaters oder der Mutter häufiger zu neurotischen Reaktionen Anlass als der Verlust von Ehepartner oder Kindern.

■ **Konflikte im Zusammenhang mit der Herkunftsfamilie:** Solche Konflikte sind dann wahrscheinlicher, wenn schon die Eltern des Patienten unter schwierigen Umständen aufgewachsen sind und zur Zeit der Kindheit des Patienten in solchen lebten. Es trägt deshalb zum Verständnis möglicher Fehlhaltungen des Patienten bei, wenn im Detail nach den Lebensumständen der Eltern zur Zeit seiner Kindheit gefragt wird, ferner danach, wer in erster Linie für seine Pflege und Erziehung zuständig war, aus welchem Milieu die Eltern stammten. Die Rolle der Großeltern, speziell der Großmutter, in Pflege und Erziehung kann für das Verständnis des Patienten wichtig sein, z. B. wenn es zur Großmutter-Enkel-Koalition gegen die eigenen Eltern kam, oder wenn Großeltern den gemeinsamen Haushalt dominiert haben.

■ **Konflikte im Arbeitsbereich:** Sie äußern sich oft als neurotische Arbeitsstörungen. Ihre Erkennung setzt eine detaillierte Exploration der Art und Weise voraus, wie der Patient seine tägliche Arbeit plant, durchführt und auch abschließt. Unbewusster Protest gegen die dem Patienten zugemutete Arbeit, aber auch unbewusste Ängste, z. B. vor der möglichen Aufdeckung eigenen Ungenügens, vor der Einsicht in den Umstand, den eigenen Idealvorstellungen keinesfalls entsprechen zu können, aber auch davor, die Eltern und besonders den Vater beruflich und sozial zu überflügeln, können die Ursache von Arbeitsstörungen sein. Dührssen betont, dass Arbeits- und Lernstörungen nicht einander gleichgesetzt werden dürfen. Die Konflikte, die Lernstörungen bedingen, sind deshalb teilweise anderer Natur. Schon die Wahl des Studiums kann neurotisch bedingt gewesen sein, wobei die Fähigkeit zu selbstständigen Lernleistungen gar nicht vorhanden gewesen ist. Oft verhindert die Angst vor dem Studienabschluss und der dann verlangten selbstständigen Gestaltung des Lebens ein sinnvolles Lernen. Ferner können Autoritätsprobleme, die zu eigenwilliger und ineffizienter Gestaltung des Studiums führen, das Lernen behindern.

■ **Konflikte um Besitzerleben und Besitzverhalten:** Es geht hier um das Erleben von »Mein und Dein«, das Sammeln und Bewahren von irgendwelchen Gütern, die Fähigkeit, sich Wünsche zu erfüllen, um Schenken und Bewahren im weiteren Sinne. Solche Verhaltensweisen können durchaus normal oder eben neurotisch sein. Neurotisch müssen sie genannt werden, wenn sie dysfunktionale Erlebens- und Verhaltensmuster produzieren und dennoch vom Betroffenen selbst nicht korrigiert werden können. Sie sind häufig behindernd oder gar selbstschädigend.

— **Soziokulturelle Konflikte:** Manche Konflikte wurzeln im soziokulturellen Raum des Patienten. Sie können mit Flüchtlings- oder Emigrantenschicksal zu tun haben, mit der Zugehörigkeit zu ethnischen oder sozialen Minderheiten, politisch- oder religiös-sektiererischen Gruppen u. a. Identifikation mit oder Ablösung aus solchen von den Eltern herstammenden Bindungen können zu neurotischen Fehlhaltungen Anlass geben.

Diese Hinweise auf mögliche Konfliktbereiche, die in keiner Weise vollständig sind, sollen dem Psychiater Anregungen geben, im Laufe des Untersuchungsgesprächs diese Themen zu berühren und dort genauer zu explorieren, wo der Patient Einstellungen und Verhaltensweisen erkennen lässt, die für ihn selbst oder seine Umgebung als behindernd oder störend empfunden werden.

Manche Kranke, die von sich aus zum Psychiater gehen oder den Vorschlag des erstbehandelnden Arztes nach einer psychiatrischen Konsultation akzeptiert haben, können mindestens auch annehmen, dass seelische Probleme für ihren aktuellen Zustand von Bedeutung sind. Freilich darf man diese Bereitschaft nicht immer voraussetzen. Dies gilt natürlich besonders bei jenen Patienten, die quasi gegen ihren Willen autoritativ zum Psychiater geschickt wurden, weil der erstbehandelnde Arzt seine Möglichkeiten für erschöpft hielt und nicht mehr weiter wusste. Es gilt aber auch in vielen Fällen einer freiwilligen Konsultation. Hier wird der Psychiater erst im Laufe der Untersuchung, die eben gleichzeitig auch Einleitung der Therapie ist, das Konfliktbewusstsein schaffen und die Bereitschaft zum Gespräch überhaupt fördern müssen. Das geschieht, wie bereits mehrfach erwähnt, am besten durch die Anregung des Kranken zum spontanen Gespräch, zur Mitteilung dessen, was er auf dem Herzen hat. Meerwein (1998) nennt zwei Schlüsselfragen, die dem Kranken gestellt werden können, um ihn anzuregen, seine eigene innere Einstellung zu seinen Beschwerden zu eröffnen:

Die erste dieser Schlüsselfragen bezieht sich auf die persönlichen Überzeugungen des Patienten bzgl. Ätiologie und Pathogenese seiner Beschwerden.

> »Was, glauben Sie, ist die Ursache Ihrer Beschwerden?« oder »Aus welchen Gründen, glauben Sie, sind Sie krank geworden?«

Selbstverständlich wird der Arzt nicht erwarten, auf eine solche Frage eine medizinisch korrekte Antwort zu erhalten. Er wird sich auch streng hüten, etwa Kritik an den Aussagen des Patienten anzubringen, wenn dieser irrationale oder gar magische Vorstellungen erkennen lässt. Vielmehr wird er die Angaben des Kranken als Hinweise auf seine gefühlsmäßigen Einstellungen werten, als Anzeichen der Art und Weise seiner mitmenschlichen Beziehungen und für die geheimen Wünsche und Befürchtungen. Das eigene Konzept des Patienten zur Genese seiner Erkrankung kann (so falsch es aus medizinischer Sicht oft auch sein mag) oft einen Einstieg zur Motivation für einen Therapievorschlag bieten.

Die zweite Schlüsselfrage bezieht sich auf die eigenen Behandlungsvorstellungen des Kranken.

> »Was, denken Sie, könnte Ihnen zur Behandlung Ihres Leidens am ehesten helfen?« Oder etwas allgemeiner: »Welche Veränderungen müssten in Ihrem Leben eintreten, damit Sie gesund werden könnten?«

Manche Kranken verraten mit der Antwort auf diese Fragen den hintergründigen Konflikt, der zur Fixierung der Symptome beiträgt. Wenn die Antwort lautet: »Mein Mann müsste aufhören zu trinken und öfter zu Hause sein«, wird man annehmen dürfen, dass der chronische Ehekonflikt einen wichtigen Teilfaktor in der Genese der geklagten funktionellen Beschwerden bildet. Oder eine 16-jährige Colitis-ulcerosa-Kranke erklärte auf diese Frage, eine Voraussetzung der erfolgreichen Behandlung wäre die Einwilligung der Eltern, dass sie die gemeinsame Wohnung verlasse und auswärts ein Zimmer nehme. In diesem Falle hatte das Gespräch eine pathologische Familienkonstellation aufgedeckt, wobei die Patientin von der Mutter zur Frontstellung gegen den Vater angehalten worden war.

Die beiden zitierten Fragen berücksichtigen, dass sich praktisch alle Patienten vor dem Arztkontakt eigene Vorstellungen zur Erklärung ihrer Beschwerden gemacht und Auswege überlegt haben. Es ist für den Arzt in jedem Fall wertvoll, diese Vorstellungen zu kennen. Sind sie ähnlich zu den eigenen Einschätzungen, lässt sich darauf eine erste Therapieplanung gründen. Und sind sie, wie gar nicht selten, verschieden zu den Beurteilungen des Arztes, wird damit deutlich, welche Aufwendungen nötig sind, den Patienten für die eigenen Ideen zu gewinnen und zu den ärztlichen Therapievorschlägen zu motivieren.

Von der Besprechung der aktuellen Konfliktsituation wird allmählich zur Erhellung der Lebensgeschichte übergegangen. Dies kann z. B. so geschehen, dass nach den gegenwärtigen Lebensumständen gefragt wird und von da aus nach der persönlichen Entwicklung.

Es sollte vermieden werden, abrupt das Thema zu wechseln und für den Patienten uneinfühlbar nach Dingen zu fragen, die wohl zu einer vollständigen Lebensgeschichte gehören, die für den Kranken im Moment aber keine Bedeutung haben. Also z. B., nachdem die Besprechung der aktuellen Lebenssituation zu einem gewissen Abschluss gekommen ist, wird man nicht unvermittelt nach der Todesursache oder dem erreichten Lebensalter der Großmutter fragen. Das könnte zwar im Interesse einer systematischen Anamnese für den Arzt naheliegend sein, wäre dem Kranken aber im Gesprächskontext unbegreiflich und ließe ihn daran zweifeln, ob der Arzt wirklich seine Lebenssituation verstanden hat. Ebenso ungünstig ist es, wenn solche unvermittelten Fragen im Kranken den Eindruck hinterlassen, der Arzt sei ein ferner, allwissender Experte, der ihn nach eigenen, undurchschaubaren Gedankengängen prüfe. Diese Einstellung würde eine passive Haltung des Kranken begünstigen, seine spontane Mitteilungsbereitschaft einschränken und dadurch verhindern, dass seine tiefer liegenden Motive, Wünsche und Ängste, die unter Umständen zur richtigen Diagnose und zum Verständnis des Krankheitsgeschehens unerlässlich sind, überhaupt ans Licht kommen.

Direkte Fragen garantieren noch keine offene Antwort, im Gegenteil, sie können die Abwehr eher verstärken. Der Psychiater muss sich deshalb auch immer Rechenschaft darüber zu geben versuchen, wie weitgehend der Patient bereit war, im Gespräch seine Gedanken darzulegen.

2.2.3 Krankheits- und Lebensgeschichte

In der zweiten Phase des Untersuchungsgesprächs wird der Arzt das Gespräch allmählich strukturieren; das heißt, er wird durch gezielte Fragen zusätzliche Informationen zu erlangen suchen. Vor allem wird er bestrebt sein, Präzisierungen der bisherigen Aussagen zu erreichen, z. B. den zeitlichen Beginn der Beschwerden betreffend, die damaligen Lebensumstände des Kranken, den seitherigen Verlauf der Beschwerden, ob an- und abschwellend, phasisch, gleichmäßig oder schubweise progredient, anfallsweise usw.; ferner den Grad der Beeinträchtigung durch die Beschwerden und Symptome in den verschiedenen Lebensbereichen des Kranken, nämlich im Beruf, in der Familie, in der Freizeit usw.

Zu beachten ist, in welcher Art Fragen an den Kranken gerichtet werden. Kretschmer (1963, S. 275) unterscheidet vier Typen von Fragestellungen, die bzgl. der Suggestivkraft verschieden sind:

- **Offene, allgemeine Fragen:** Sie sollen den Patienten anregen, eigene Eindrücke und Erlebnisweisen zu schildern, so wie das bei der Eröffnung des Gesprächs bereits geschehen ist. Jedoch wird es in diesem Stadium darum gehen, bestimmte Themen zu nennen, zu denen sich der Patient noch gar nicht geäußert hat, z. B. »Welche Erinnerungen haben Sie aus Ihrer Kindheit an Ihre Mutter?« – »Welche Beziehungen haben Sie heute zu Ihren Geschwistern?«.

- **Alternative Fragen:** Sie bieten dem Kranken zwei, meist gegensätzliche Möglichkeiten an. »Waren Sie ein guter oder schlechter Schüler?« – »Haben Ihre Eltern strenge oder eher gewährende Erziehungsprinzipien vertreten?« – Der Suggestivgehalt solcher Alternativfragen kann bereits recht groß sein, weil sich die Antwort des Kranken leicht nur auf die angebotene Alternative beschränkt und andere Möglichkeiten weniger in Betracht gezogen werden.

- **Passive Suggestivfragen:** »Hatten Sie oft Streit mit Ihrem Bruder?« – »Kommen Sie mit Ihrer Frau gut aus?« u. Ä. nehmen unter Umständen die Antwort bereits vorweg, je nachdem, ob der Patient bestimmte Erwartungen des Arztes spürt bzw. dessen Vorurteile wahrnimmt. Auch verleiten solche Fragen zu bloßen Ja-oder-Nein-Antworten und regen nicht zu eigenen Schilderungen an. Es gibt allerdings Situationen, in denen direkt nach Symptomen gefragt werden muss. Dann ist es aber meist besser, Alternativfragen zu stellen oder dem Patienten eine mehrgliedrige Liste von Verhaltensweisen oder Eigenschaften anzubieten:
  Arzt: »Wie häufig treten die eben genannten Beschwerden auf?«
  Pat.:   »Das kann wechseln, einmal häufiger, einmal seltener.«
  Arzt: »Kommen sie etwa einmal im Monat, einmal alle 14 Tage, wöchentlich, mehrmals wöchentlich, täglich oder wie sonst?«

- **Aktive Suggestivfragen:** »Nicht wahr, Sie trinken öfter mehr Alkohol, als Ihnen gut tut?« – »Was sagen die Stimmen, die jeweils zu Ihnen reden, wenn Sie allein in Ihrem Zimmer sind?« – Solche Fragen unterstellen dem

Kranken bereits den Sachverhalt, nach dem gefragt wird. Auf diese Weise kann man einerseits fragen, wenn man seiner Sache sicher ist und sich nur noch einmal durch eine Aussage des Patienten den eigenen Eindruck bestätigen lassen will. Dies kann durch die Offenheit, mit der ein bestimmtes Faktum als selbstverständlich vorausgesetzt wird, durchaus auch Vertrauen schaffen. Der Patient erfährt, dass man seine Situation versteht. Andererseits können solche suggestiven Fragen hilfreich sein, wenn der Eindruck vorliegt, dass Patienten etwas für Sie unangenehmes bewusst aussparen. Nachdem ein Patient die suggestiv gestellte Frage eventuell bejahend beantwortet hat, sollte man nach den genaueren Umständen fragen, sich Beispiele nennen lassen und so die Frage wieder öffnen. Grundsätzlich sollte man mit dieser Frageart aber sehr vorsichtig umgehen.

Erweiterung der Krankheitsgeschichte zur Lebensgeschichte

Neben der Präzisierung der bisherigen spontanen Angaben des Kranken dient der mittlere Teil des Untersuchungsgesprächs der Erweiterung der Krankheitsgeschichte zur Lebensgeschichte. Auch hierbei ist die Art des Fragens bedeutungsvoll.

- Man kann durch Fragen einen Informationsbereich immer mehr einengen, indem von allgemeineren zu spezielleren Fragen fortgeschritten wird, z. B. von der allgemeinen Frage der Beziehung zu den Geschwistern, zur speziellen Frage der Beziehung zu einzelnen Geschwistern in den verschiedenen Lebensabschnitten des Patienten.
- In ähnlicher Weise kann durch Fragen von weniger intimen Bezirken zu immer intimeren vorgedrungen werden. Bei Frauen mit Kindern wird man z. B. das ganze Thema der Sexualität mit der Frage nach Schwangerschaften und Geburten einleiten. Von da aus kann nach der Menstruation und ihren eventuellen Störungen gefragt werden, dann nach Schwangerschaftsverhütungsmaßnahmen und schließlich nach Frequenz und Erlebnisgehalt der sexuellen Beziehungen. Erst dann wird man z. B. auch nach möglichen vorehelichen oder außerehelichen Erfahrungen fragen können. Wie weit die Fragen gehen sollen, hängt natürlich einerseits vom Vertrauen ab, das bis dahin zwischen Patient und Therapeut erreicht wurde, andererseits auch davon, ob eine berechtigte Hypothese besteht, dass die Informationen auch der folgenden Therapieplanung dienen können. Gerade dieser Gesichtspunkt muss auch immer wieder dem Patienten vermittelt werden. Besonders intime Fragen werden nicht aus Selbstzweck oder gar Neugier

gestellt, sondern dann – und nur dann –, wenn mit der Information zum Ziel der erfolgreichen Behandlung beigetragen werden kann.

— Unter Umständen können auch bedeutungsvolle Fragen in einer Reihe von Routinefragen oder in emotional neutralen Fragen untergebracht werden, z. B. Art und Ausmaß von Drogenkonsum in einer Reihe von Fragen zum Gebrauch von Genussmitteln und Trinkgewohnheiten.

— Schließlich mag es angebracht sein, dem Kranken durch Fragen, die allgemeine Haltungen oder Wertungen einschließen, Gelegenheit zu geben, seine eigenen Überzeugungen zu formulieren, wobei er diese in eine andere Person projizieren kann und deshalb weniger genötigt ist, sich persönlich zu exponieren. So kann eine solche Frage bei der Abklärung der Suizidgefahr z. B. lauten: »Was, denken Sie, könnte einen Menschen zum Selbstmord veranlassen?«

Themen, die die Erhebung der Lebensgeschichte berühren sollten

— **Familienanamnese:** sozialer und ökonomischer Status der elterlichen und großelterlichen Familien; familiäre Häufung von körperlichen und seelischen Krankheiten, Charaktereigenschaften, besonderen Wertmaßstäben.

— **Frühe Kindheit:** Zustand der Mutter während der Schwangerschaft, Zeitpunkt der Geburt, Komplikationen.

— **Säuglings- und Kleinkindperiode:** Stillen, Ernährungsgewohnheiten, Sauberkeitsgewöhnung, Zeitpunkt von Gehen- und Sprechenlernen.

— **Spätere Kindheit:** Stellung in der Geschwisterreihe, Rivalitäten; Beziehung zu den Eltern, deren Erziehungsprinzipien; Einstellung zu Spiel und Spielkameraden; Einschulung, Schulerfahrungen; Jugendfreunde; kinderneurotische Symptome wie Bettnässen, Angstzustände, Wutanfälle, Schlafwandeln, zwanghafte Erscheinungen, Phobien u. a. Änderungen in der Familienkonstellation, wie Trennungen, Statusänderungen, Krankheiten wichtiger Beziehungspersonen, Wohnortwechsel.

— **Schul- und Berufsausbildung, berufliche Stellung:** Durchlaufene Schulen, Schulerfolg, Berufswahl, Ausbildung, berufliche Qualifikation, gegenwärtige berufliche Position, Stellenwechsel mit dafür maßgebenden Gründen; wirtschaftliche und berufliche Erfolge und Misserfolge.

— **Sexualität, Partnerbeziehungen, Ehe:** sexuelle Erfahrungen während Kindheit und Jugend; Verlauf von Pubertät und Adoleszenz; Menarche und Zyklusanamnese bzw. Stimmbruch, Bartwachstum, erste Pollutionen; Beginn und Häufigkeit der Onanie, vorherrschende Phantasien dabei; sexuelle Partnerbeziehungen, deren Art und Dauer, homosexuelle Erfahrungen. Heirat, Potenz und Orgasmusfähigkeit; Schwangerschaften und Geburten, antikonzeptionelle Maßnahmen; Trennungen, Scheidungen, außereheliche Beziehungen; gesamte Einstellung zur Sexualität, Aufklärung woher, deviante Neigungen (zur Sexualanamnese ▶ Kap. 3.11).

Sexueller Missbrauch in Kindheit und Jugend: In jüngerer Zeit wird mehr als früher dem möglichen sexuellen Missbrauch in Kindheit und Jugend Aufmerksamkeit geschenkt. Traumatisierte Menschen suchen oft Beratung und Behandlung unter dem Bild psychosomatischer Beschwerden. Die Exploration solcher Traumatisierungen ist heikel und muss einerseits behutsam, andererseits aber doch klar strukturiert bzgl. Umfang und Schwere der Erlebnisse geschehen. Keinesfalls darf ein solcher Patient zur Offenlegung gedrängt werden. Wichtig ist, dass der Psychiater ehrlich Anteil nimmt und sich sowohl vor großer emotionaler Betroffenheit als auch vor schweigender Distanz bewahrt. Erst wenn eine tragfähige Vertrauensbasis geschaffen ist, können solche meist tief sitzenden Traumatisierungen aufgedeckt und dann vielleicht auch behandelt werden. Das gilt nicht nur für sexuell Traumatisierte, sondern auch für andere Gewaltopfer. Besonderheiten sind zu beachten, wenn es nicht primär um eine therapeutische Situation geht, sondern die Abklärung eines potenziellen sexuellen Missbrauchs im Rahmen kriminologischer bzw. forensischer Ermittlungen durchgeführt wird. Hierzu wird auf die forensische Fachliteratur verwiesen.

- **Soziale und kulturelle Interessen, Freizeitgestaltung:** Welche Interessen werden gepflegt? Hobbys, Engagement in Vereinen, Freunde, gesellschaftliche Aktivitäten, politische und kulturelle Betätigungen, religiöse Interessen, allgemeine ethisch-sittliche Orientierung und Weltanschauung.
- **Lebensgewohnheiten und durchgemachte Krankheiten:** Krankheiten, Unfälle, Behandlungen, Einstellung dazu; Essgewohnheiten, Schwankungen des Körpergewichts, Schlafrhythmus, Verdauungsfunktionen; bleibende körperliche Behinderungen oder Entstellungen, seelische Einstellung dazu, Kompensationserscheinungen; Trink- und Rauchgewohnheiten, Medikamentenverbrauch.

Diese Liste erhebt keineswegs den Anspruch auf Vollständigkeit, sie könnte beliebig erweitert und differenziert werden. Sie soll aber wesentliche Punkte der Lebensgeschichte in Erinnerung rufen. Selbstverständlich ist es immer falsch, einen Patienten Punkt für Punkt einer solchen Liste abzufragen. Jedes einzelne Thema sollte aber Anlass für eine Reihe möglichst offener Fragen geben, die dem Patienten erlauben, seine eigene Ansicht und seine persönlichen Erfahrungen und Einstellungen mitzuteilen. Je nach dem Zweck der Untersuchung wird man einen bestimmten Problemkreis ausführlicher behandeln als andere. Niemals wird man sich aber an eine starre Reihenfolge halten, sondern nach Möglichkeit der spontanen Erzählung des Kranken die Führung überlassen. Die Liste diene nur als Memento für den Arzt, damit er durch neue Fragen jeweils noch nicht behandelte Themen dem Patienten zum Bewusstsein bringen kann.

Die Qualität der erhobenen Lebens- und Krankheitsgeschichte zeigt sich nicht in der Vollständigkeit der angeschnittenen Themen oder in der Zahl der gestellten Fragen, sondern daran, ob es gelingt, die für die Entwicklung der Persönlichkeit des Kranken und seines gegenwärtigen Zustandsbildes relevanten Leitlinien herauszuarbeiten.

2.2.4 Häufige Fehler im Gespräch

Zu den häufigen Fehlern im Erstgespräch gehört eine Einstellung des Arztes, die dazu führt, während der ganzen Dauer die Führung und Kontrolle des Gesprächs dem Patienten zu überlassen. Das hat zur Folge, dass bestimmte Themen gar nicht berührt werden. Beim Patienten entsteht dann der Eindruck, über diese Themen müsse (könne, dürfe) er nicht sprechen. Umgekehrt ist es ebenso falsch, auf der breiten Erörterung offensichtlich peinlicher Themen gleich am Anfang zu bestehen. Oft muss zunächst eine Vertrauensbeziehung hergestellt sein, bevor den Kranken ängstigende Themen im Gespräch berührt werden können.

Fehlerhaft ist es auch, wenn der Arzt dem Patienten vorschnell seine eigene Interpretation der Beschwerden aufdrängt, oder so abstrakt und intellektuell fragt, dass der Patient seinen Gedanken gar nicht richtig folgen kann. Unzweckmäßig ist es ferner, ein Gespräch fortzusetzen, wenn der Patient selbst sehr wenig aktiv ist und dem Arzt auch nichts mehr einfällt. Unter solchen Umständen mit irrelevanten Fragen den Gesprächsfluss aufrechterhalten zu wollen, ist selten gut. Besser ist dann meist, das bisherige Gespräch kurz zusammenzufassen und allenfalls zu versuchen, den Patienten mit der Frage zu aktivieren, was bisher seiner Meinung nach noch nicht berührt worden sei.

Heim (1986, S. 500) stellte eine Liste häufiger Fehler in der ärztlichen Gesprächsführung zusammen. Neben den bereits erwähnten nennt er das falsche Rollenverständnis des Arztes, der zu autoritär oder zu dogmatisch sei, deplatzierte Kommentare oder Meinungen zu Angehörigen oder früher behandelnden Ärzten äußere. Auch könne ein Kommunikationsstil ungeeignet sein, in dem der Arzt, wie bereits beschrieben, viele Suggestivfragen stelle, den Patienten unterbreche, nicht zu Wort kommen lasse, das Thema abrupt wechsle, ihn durch lange Pausen verwirre oder nichtverbale Signale des Patienten verkenne oder übergehe.

2.2.5 Abschlussphase und Gesprächsende

❗ Am Schluss der Erstuntersuchung muss der Psychiater zu bestimmten Vorschlägen oder Behandlungsanordnungen kommen, die er in geeigneter Form dem Kranken mitteilen muss. Die Abschlussphase hat besonders beim ersten Untersuchungsgespräch eine große Bedeutung. Er wird also in der Abschlussphase noch jene Informationen sammeln, die ihm bisher fehlten und die er für einen Entscheid benötigt. Solche notwendigen Angaben können sich z. B. auf den Grad der Beeinträchtigung der Erwerbsfähigkeit beziehen, auf bisher stattgefundene Behandlungsversuche, auf die finanziellen Verhältnisse, auf die Zukunftspläne des Patienten und vieles andere, das berücksichtigt werden muss, wenn sinnvolle Maßnahmen zur Behandlung vorgesehen werden sollen.

In der Abschlussphase soll auch dem Kranken Gelegenheit geboten werden, selbst Fragen zu stellen, die bisher nicht vorgebracht werden konnten, oder Gebiete zu berühren, über die nicht gesprochen wurde.

Deutung des Krankheitsgeschehens für den Patienten

Meist will aber der Kranke nicht nur wissen, welche Behandlungen oder andere Maßnahmen vom Psychiater vorgeschlagen werden, sondern er möchte auch erfahren, was der Arzt über seinen Zustand denkt, welche Diagnose er stellt und wie er die Prognose sieht. Seelisch Kranke verhalten sich in dieser Beziehung nicht anders als körperlich Kranke. Diesem Bedürfnis nach Benennung des Leidens wird man auch deshalb Rechnung tragen müssen, weil bekanntlich ein undiagnostiziertes Leiden viel unheimlicher und schwerer zu ertragen ist als eines, für das der Arzt einen Namen hat. Die Kunst liegt darin, diesem Bedürfnis zu entsprechen, ohne entweder dem Kranken unverständliche und deshalb oft Furcht einflößende medizinische Termini oder unzutreffende Laienbegriffe zu verwenden. Vor allem sollten die Bezeichnungen bei neurotischen oder psychosomatisch Kranken die Einsicht in bestehende psychologische Zusammenhänge fördern, den Konfliktcharakter hervorheben und nicht die Abwehr des Kranken verstärken. In diesem Sinne wird bei funktionellen, körperlichen Störungen auf seelischem Hintergrund besser von Verkrampfungen und Spannungen als von Überarbeitung gesprochen. Meerwein (1986, S. 107f) schlägt vor, gegenüber dieser Art Kranker den Ausdruck Deutung und nicht Diagnose zu verwenden.

Deutung meint »Tiefendiagnose«, womit die Interpretation der vom Kranken im Laufe des Gesprächs gemachten Mitteilungen bzgl. seiner Motive, der psychologischen Bedingungen der Symptombildung, des aktuellen Konflikts und der Abwehrvorgänge beim Kranken gemeint sind. Meerwein betont sehr, dass dem Kranken nicht mehr an Deutung mitgeteilt werden soll, als er verstehen kann, und nur jene Aspekte, die den bewussten oder doch bewusstseinsfähigen Konflikt umfassen, und nicht etwa tiefliegende, verdrängte Komponenten, auch wenn sie dem Psychiater im Laufe des Gesprächs offenkundig geworden sind. Diese Deutung des Krankheitsgeschehens hat keinen Wert für sich allein, sondern nur als Vorbereitung des Kranken auf eine Behandlung oder als therapeutische Maßnahme vor dem Hintergrund einer günstigen und genügend tragfähigen Arzt-Patienten-Beziehung. Unter diesen Umständen wird vom ersten Untersuchungsgespräch ein therapeutischer Effekt ausgehen.

Mitteilung weiterer Maßnahmen

Schließlich wird der Arzt dem Kranken eine Mitteilung darüber machen, was nun geschehen soll:

- weitere Gespräche zur Vervollständigung der Untersuchung,
- Tests,
- körperliche Untersuchungen,
- Einleitung einer Behandlung,
- Krankenhausaufenthalt,
- Überweisung an einen anderen Kollegen zur Behandlung usw.

Diese Mitteilung darf auch nicht unterbleiben, wenn der Kranke stuporös, schläfrig, benommen oder abweisend negativistisch ist. Viele leicht benommene oder schläfrige Kranke nehmen mehr wahr, als der Untersucher oft realisiert, und reagieren ungünstig, wenn sie den Eindruck bekommen, der Arzt gehe achtlos über sie hinweg oder nehme sie gar nicht ernst.

Das Ende des Untersuchungsgesprächs

Das Ende des Untersuchungsgesprächs sollte dem Kranken angekündigt werden. Demonstratives Auf-die-Uhr-Schauen hat für uns Alle etwas Kränkendes an sich. Der Untersucher wird also gut daran tun, in seinem Zimmer eine Uhr so aufzustellen, dass er selbst sie unauffällig sehen kann, während der Patient sie nicht sieht. Dann wird er einige Minuten vor Schluss der vorgesehenen Zeitspanne sagen, dass es nun langsam Zeit zur Beendigung des Gesprächs sei. In der Regel werden die Abmachungen für ein weiteres Gespräch, für die Einleitung der Behandlung, für die Überweisung usw. den Abschluss bilden.

Die Verabschiedung des Kranken erfolgt in der Weise, wie sie der gesellschaftlichen Übung unter gleichgestellten Partnern entspricht, also mit Händedruck, wo das üblich ist, jedenfalls aber dadurch, dass der Kranke aus dem Zimmer geleitet wird. Die in der Regel unhöfliche Verabschiedung durch einen Wink, wobei der Arzt auf seinem Stuhl sitzen bleibt, verrät vielleicht noch am Schluss eine geheime Geringschätzung des Kranken oder die Unbeholfenheit des Arztes.

Manche Patienten zeigen im Hinausgehen unter der Tür für sie charakteristische Verhaltensweisen. So gibt es den Patienten, der im letzten Moment noch eine Präzisierung früherer Mitteilungen machen will und dadurch Hinweise auf seine zwanghaft pedantische Einstellung gibt. Oder es gibt den Kranken, der mit immer neuen Themen den Arzt festzuhalten sucht und sich offensichtlich nicht trennen kann. Musaph (1969, S. 105) erwähnt, dass der Patient nicht selten in der Tür ein Symptom verrate, das er bisher krampfhaft unterdrückt habe, z. B. einen Wahngedanken oder eine Sinnestäuschung. Dieses Phänomen hänge damit zusammen, dass am Ende des Gesprächs auch die Abwehr, die bisher dem Arzt gegenüber dominierte, geringer werde, sobald der Kranke sich entlassen wisse. Auch vielsagende Fehlhandlungen könnten am Ende des Gesprächs das Bild des Kranken ergänzen, z. B. das Vergessen von Gegenständen oder die offensichtlich falsche Niederschrift von Abmachungen usw. Meist wird sich der Arzt, dem Rate Musaphs folgend, einer Deutung dieser Fehlhandlungen enthalten, weil man allzuleicht daneben gerät. Er wird sich aber alle Ereignisse merken und zur Abrundung seines Bildes des Patienten verwenden.

3 Untersuchung spezieller Funktionen und seelischer Bereiche

Die Autoren haben in diesem Leitfaden mit Rücksicht auf den handlichen Umfang darauf verzichtet, das Protokoll eines Untersuchungsgesprächs als Beispiel anzufügen. Es gibt v. a. in der englischsprachigen Literatur mehrere solcher Texte. Wörtliche Gesprächsabschnitte als Beispiele bestimmter Gesprächssituationen bringt Shea (1998). In deutscher Sprache haben Adler u. Hemmeler (1992) ein vollständiges Interview zusammen mit den Einfällen und Überlegungen des Arztes, die sein Verhalten leiteten, publiziert. Zwar handelt es sich bei der Patientin primär um ein psychosomatisches Leiden, aber neben den somatischen Symptomen sind eindeutig konfliktbedingte Beschwerden ein wesentlicher Teil des ganzen Zustandsbildes. Das Interview eignet sich deshalb auch für den psychiatrischen Anfänger als Beispiel für einen guten Gesprächsstil. Viele Beispielfragen zu Einzelsymptomen und psychopathologischen Merkmalsbereichen finden sich in Fähndrich u. Stieglitz (2006).

> ❗ **Das psychiatrische Untersuchungsgespräch hat nicht nur die Aufgabe, Erlebnisinhalte des Kranken, seine Beschwerden und Ängste, seine Verhaltensmotive und Antriebe, seine Konflikte und Abwehrvorgänge, kurz den psychodynamischen Aspekt zu erhellen, sondern es soll gleichzeitig auch Aufschluss über den Zustand der verschiedenen seelischen Funktionsbereiche liefern, über das Vorhandensein abnormer Verhaltens- und Denkweisen, Störungen der Gefühlssphäre u. a. Dieser Teil der Untersuchung befasst sich mit der Beobachtung und Beschreibung des Kranken, wobei dauernd die Frage nach der »Normalität« des Festgestellten mitschwingt.**

Diese beiden verschiedenen Aspekte desselben Kranken schließen sich nicht aus, sondern ergänzen sich. Erst beide zusammen runden das Bild zum Ganzen der Persönlichkeit und ihrer Leidensgeschichte ab. Die beiden Betrachtungsweisen verlangen aber eine unterschiedliche Einstellung des Untersuchers, wie bereits in der Einleitung festgestellt wurde. In Anlehnung an Sullivan (1988) kann von der Haltung des engagierten und des distanzierten Beobachters gesprochen werden. Die Kunst der Untersuchung beruht darin, rasch von einer Haltung in die andere zu wechseln, je nach dem Material, das der Kranke bringt, und je nach dem Zweck der jeweiligen Untersuchungsphase. Optimal ist es, wenn der Untersucher beide Haltungen verbinden kann, also z. B. mit voller Zuwendung und einfühlender Anteilnahme den Schilderungen des Kranken über seine Beziehungen zu seinen nächsten Angehörigen folgt, dabei die gehemmte Aggressivität des Kranken registriert und die daraus erwachsenen depressiven Schuldgefühle erkennt, gleichzeitig aber die Denkhemmung wahrnimmt, die gedankliche Einengung auf den Schuldkomplex, die phasischen Schwankungen des Befindens, die hoffnungslos traurige Grundstimmung, und deshalb die für die Behandlung relevante Diagnose einer schweren depressiven Episode nicht verpasst.

Genauso wie der Untersucher zur Erfassung der psychodynamischen Aspekte Kenntnisse der Tiefenpsychologie benötigt, muss er zur Erkennung psychopathologischer Symptome die Grundbegriffe der deskriptiven Psychopathologie beherrschen. Kurz gesagt, er muss wissen, was Begriffe wie Wahn, Zwang, Halluzination, zerfahrenes oder ideenflüchtiges Denken meinen.

Zu einem in diesem Sinne einigermaßen vollständig erfassten psychopathologischen Befund sind folgende Merkmalsbereiche zu registrieren:

- Bewusstsein,
- Orientierung,
- Wahrnehmung,
- Auffassung,
- Denken, Gedankengang, Gedankeninhalte,
- psychomotorische Äußerungen,
- Grundstimmung und affektive Ansprechbarkeit,
- mnestische Funktionen,
- Intelligenzniveau,
- habituelle Einstellungen.

Ferner ist zu achten auf das Vorhandensein von:

- abnormen Wahrnehmungs-, Denk- und Gefühlsprozessen wie Halluzinationen, Illusionen,
- Wahnideen,
- Zwängen, Phobien,
- tiefergehenden Verstimmungen,
- Entfremdungsgefühlen,
- Beziehungs- und Bedeutungserlebnissen,
- überwertigen Ideen, abnormen Verhaltensweisen wie pseudologisches, demonstratives, pseudodementes, infantiles, autistisches, asoziales und antisoziales Verhalten.

Eine Auflistung von 100 häufigen und wichtigen Symptomen findet sich im Manual zur Dokumentation psychiatrischer Befunde, genannt das AMDP-

System (AMDP 2007). Dieses Manual enthält neben kurzen Definitionen der psychopathologischen Begriffe, die im Interesse allgemeiner Verständigung immer gleich gebraucht werden sollten, auch Erläuterungen und Beispiele sowie Anhaltspunkte für die Schweregraduierung der einzelnen Items.

Der Psychiater tut deshalb gut daran, die Liste der dort verzeichneten Symptome im Kopf zu haben, um mithilfe dieser Struktur während des Gesprächs mit dem Kranken entsprechende Beobachtungen machen zu können, und – wo nötig – die spontanen Angaben des Patienten durch Fragen zu ergänzen.

Dabei gilt das Gleiche, was bereits bei der Erhebung der Lebensgeschichte gesagt wurde. Die Qualität der Untersuchung zeigt sich nicht im emsigen Bestreben, Bögen irgendeines Systems auszufüllen. In der klinischen oder poliklinischen Untersuchung, und gar in der Privatpraxis, wird man gelegentlich eine so vollständige Dokumentation über den psychischen Befund auch gar nicht in jedem Einzelfall anlegen. Die Qualität der Untersuchung ergibt sich aber daraus, ob die wesentlichen Symptome des Kranken erfasst sind, ob es gelingt, das psychopathologische Syndrom zu charakterisieren und die Schwere der abnormen Erscheinungen zu beurteilen. Und hier hilft das strukturierte Vorgehen mit einem System wie dem AMDP. Einen an das AMDP-System angepassten Leitfaden zur Erfassung der abzubildenden Symptome haben Fähndrich u. Stieglitz (2006) vorgelegt.

In vielen Fällen liefern bereits die mehr oder weniger spontane Schilderung des Kranken und die Beobachtung seines Verhaltens in der Untersuchungssituation Anhaltspunkte dafür, ob abnorme psychische Erlebnisweisen vorhanden sind. Freilich ist dies lange nicht immer der Fall, und häufig verlangt der Zweck der Untersuchung eine genaue Exploration, ohne dass der Kranke bereits Hinweise für solche Symptome wie Sinnestäuschungen, Wahnideen, Zwänge, Ich-Störungen u. a. gegeben hätte. Der erfahrene Psychiater wird allerdings aus dem gesamten Erscheinungsbild des Kranken mit einiger Sicherheit vermuten können, ob derartige Symptome zu erwarten sind und eine gezielte Exploration am Platze ist. Der Anfänger wird genötigt sein, in einer systematischeren Weise mögliche abnorme Erlebnisweisen des Kranken zu erforschen. Mit diesem Erfahrungsvorsprung ist allerdings vorsichtig umzugehen, zeigen sich doch auch dem erfahrenen Experten immer wieder Überraschungen, Symptome die nicht erwartet wurden und die ohne einen strukturierten Routineablauf verpasst worden wären. Im Übrigen kann diese Routine durchaus auch dem Patienten vermittelt werden: »… ich möchte Sie jetzt noch etwas fragen, das ich alle Patienten frage…«.

Die taktvolle Exploration psychopathologischer Erscheinungen, von denen der Kranke weiß, dass sie üblicherweise als Zeichen von Verrücktheit gelten, gehört zum Schwierigsten im Laufe des Untersuchungsgesprächs, sofern der Kranke nicht von sich aus solche Erscheinungen erwähnt. Die unvermittelte Frage nach Halluzinationen an einen Kranken, der keine hat, lässt ihn denken, der Psychiater halte ihn für verrückt. Dies wird ihn daran hindern, sich offen und vertrauensvoll mitzuteilen. Aber auch der Kranke, der tatsächlich halluziniert, wird unter Umständen eine unpassende Frage in dieser Richtung verneinen, weil er aus der Art der Fragestellung entnimmt, dass es dem Psychiater in erster Linie um die Entscheidung »normal« oder »verrückt« geht.

Gerade bei Kranken, die eine gewisse Kritik für ihre inneren Vorgänge haben, ist es sehr wichtig, dass sie die verständnisvolle Anteilnahme des Arztes an ihrer Person spüren. Sie müssen zu der Überzeugung kommen, dass er ihre Erlebnisse, die für sie doch so evident sind, akzeptiert und dass er der Meinung sei, solche Dinge könnten auch anderen passieren. Erklärungen wie die gerade erwähnte zur Routine oder auch eine Frage wie ».. manche Patienten berichten, dass sie gelegentlich Stimmen hören, kennen Sie das auch?« können diesbzgl. eine wichtige Brücke bilden.

Bei der Untersuchung psychopathologischer Symptome muss sich der Psychiater auch immer bewusst sein, dass unter bestimmten situativen Bedingungen auch Gesunde abnorme Erlebnisse haben können. Er wird also immer die gesamten Umstände im Auge behalten. Sogar halluzinatorische Erlebnisse, Veränderungen des Ich-Bewusstseins, wie Depersonalisations- und Derealisationsphänomene, können einmal bei nichtpsychotischen Menschen auftreten. Ferner sind Störungen der Wahrnehmung des eigenen Leibes, wie Größenveränderungen oder Verschiebung der Proportionen, ein Gefühl des Schwebens oder der Schwerelosigkeit im Einschlafen, in großer Müdigkeit oder Hunger auch bei Gesunden möglich. Nach Scharfetter (1978) sind es ganz allgemein folgende Bedingungen, die bei Gesunden abnorme Erlebnisse begünstigen:

- Verschiebungen im Wachzustand des Bewusstseins: Herabsetzung im Einschlafen, in großer Müdigkeit; Erhöhung unter dem Einfluss von Genussmitteln wie Tee, Kaffee, Nikotin;
- eine gewisse Reizverarmung: optisch in der Dunkelheit, akustisch in der stillen Einsamkeit;
- schließlich konflikthafte Lebenslagen: z. B. soll ein erheblicher Prozentsatz verwitweter Menschen in den ersten Monaten nach dem Verlust den Ver-

storbenen noch bei Gelegenheiten sehen oder hören. Auch Depersonalisationsphänomene sind in akuten Lebenskrisen zu beobachten, gelegentlich sogar im Verlauf von psychoanalytischen Kuren.

Für die psychopathologische Untersuchung ist es vorteilhaft, wenn die Phase der deskriptiven Befunderhebung und der Interpretation der erhaltenen Informationen getrennt werden. In der ersten Phase würde dann auch die Frage nach normal–abnorm oder gesund–krankhaft in den Hintergrund treten. Beschrieben würde einfach alles auffällige Erleben und Verhalten, das allenfalls auch beim Gesunden in bestimmten Situationen auftreten kann. In der Phase nach Abschluss der deskriptiven Befunderhebung gewinnt die Bewertung der Einzelbefunde im Rahmen des Gesamtbildes natürlich wieder stärkeres Gewicht.

3.1 Bewusstsein

Die Beurteilung des Bewusstseinszustandes ergibt sich aus dem gesamten Erleben und Verhalten des Kranken im Untersuchungsgespräch. Das AMDP-System unterscheidet zwischen Bewusstseinsverminderung, Bewusstseinstrübung, Bewusstseinseinengung und Bewusstseinsverschiebung. Bewusstseinsverminderung meint eine quantitative Störung, die Übrigen bedeuten qualitative Veränderungen des Bewusstseins.

Quantitativ sind alle Übergänge von der vollen Bewusstseinsklarheit zum Koma möglich. Übliche Zwischenstufen sind:

- die Benommenheit (die Aufmerksamkeit des Kranken ist herabgesetzt; er ist verlangsamt und schläfrig);
- die Somnolenz (der Kranke schläft leicht ein, ist aber ohne Mühe weckbar; er ist apathisch und uninteressiert);
- der Sopor (der Kranke ist nur mit Mühe weckbar; die Reflexe sind aber erhalten);
- das Präkoma (einzelne Reflexe sind erloschen, der Kranke lässt sich nicht wecken, reagiert aber auf starke Reize).

Bewusstseinstrübung. Der Begriff Bewusstseinstrübung meint mangelnde Klarheit der Vergegenwärtigung des Erlebens im Eigenbereich oder in der Umgebung, z. B. im deliriösen Zustand.

Bewusstseinseinengung. Dieser Begriff meint eine Einengung des im Lichte des Bewusstseins erscheinenden inneren und äußeren Wahrnehmungsfeldes. Sie kann durch Fixierung oder Faszination auf ein bestimmtes inneres oder äußeres Erleben zustande kommen und z. B. Symptom eines Dämmerzustandes sein. Auch Hypnose ist durch Bewusstseinseinengung charakterisiert.

Bewusstseinsverschiebung. Die Bewusstseinsverschiebung meint gemäß AMDP-System eine Veränderung gegenüber dem durchschnittlichen Tagesbewusstsein im Sinne eines Gefühls der Intensitäts- und Helligkeitssteigerung, der erhöhten Wachheit und Wahrnehmung intrapsychischer oder außenweltlicher Vorgänge und allenfalls einer Erweiterung des bewusst erfahrbaren Raumes. Sie kann durch Meditation erreicht werden, toxisch durch Halluzinogene bedingt sein oder auch im Rahmen endogener Psychosen auftreten. Der Begriff Ekstase gehört hierher.

3.2   Orientierung

Zu prüfen ist die Orientierung bzgl. des gegenwärtigen Aufenthaltsortes, Kalender-, Tages- und Jahreszeit sowie bzgl. der eigenen Person des Kranken.

3.2.1 Orientierung in der Zeit

Von einem Gesunden darf man annehmen, dass er über Ort, eigene Person, Jahres- und Tageszeit orientiert ist. Das Kalenderdatum mag er oft nicht genau wissen, je nach seinem Bildungsgrad und den Umständen, unter denen er lebt. Er wird aber immer das Jahr, meist auch den Monat und Wochentag kennen. Störungen in der Orientierung der eigenen Person und des Ortes zeigen in der Regel schwerwiegende psychische Störungen an. Meist geht zuerst die genaue zeitliche Orientierung verloren, z. B. in einem beginnenden Delir oder beim demenziellen Syndrom. Leichte Orientierungsstörungen können ohne spezielle Fragen im Untersuchungsgespräch nicht ohne weiteres erkannt werden. Es gibt z. B. Alterskranke, die noch fließend über ihre Beschwerden und ihre Lebensumstände Auskunft geben können, das Jahr und den Monat aber nicht kennen. Man muss sich hüten, die Patienten durch unvermittelte Erkundigungen nach dem Datum bloßzustellen. Meist lässt sich die Frage nach der zeitlichen Orientierung in Fragen nach dem genauen zeitlichen Ablauf der jüngsten Ereignisse, die der Untersuchung vorausgegangen sind, einbeziehen.

3.2.2 Orientierung bzgl. Ort

Manche Kranke realisieren zwar noch, wo sie sich befinden, verkennen aber die Bedeutung des Ortes. Sie wissen dann z. B., dass sie in einem Krankenhaus sind, meinen aber, nicht wegen einer psychischen Erkrankung, sondern wegen eines angeblichen körperlichen Leidens dort zu sein. Die vermeintliche Orientierungsstörung kann dann einem inneren Bedürfnis entspringen, nämlich die beschämende psychische Erkrankung zu negieren und eine eher akzeptable körperliche anzunehmen. Nur der Gesamtbefund wird in solchen Fällen entscheiden lassen, ob eine echte Orientierungsstörung oder eine Fehlinterpretation aus affektiven Gründen vorliegt. Ähnliches gilt für Wahnkranke, die – ebenfalls aus wahnhaften Gründen – eine falsche Interpretation geben, in der Regel aber doch die Realität kennen. Bei schwer psychotisch Kranken lässt sich u. U. nicht sicher entscheiden, ob man es mit echten Orientierungsstörungen zu tun hat. Die Verkennung der Situation, in der sich der Kranke befindet, wird im AMDP-System als situative Orientierungsstörung bezeichnet.

Fragen nach der zeitlichen und örtlichen Orientierung können für den Patienten schockierend wirken, weil sie ihm die Schwere seines Zustandes anzeigen, die er bisher vielleicht negiert hat. Man wird also vorsichtig danach fragen, wenn begründete Zweifel auftauchen, der Patient könnte nicht einwandfrei orientiert sein, oder die Fragen als Teil einer Erhebungsroutine kennzeichnen. Vor allem aber wird man sofort mit Zuspruch und Ermutigung zur Hand sein, in passenden Worten dem Kranken seine Lage erkären, um nicht seine Verwirrung durch Angst noch zu steigern.

3.2.3 Orientierung bzgl. der eigenen Person

Gemeint ist das Wissen um den eigenen Namen und die gegenwärtigen lebensgeschichtlichen Umstände. Der Verlust dieser Orientierung hängt mit der allgemeinen Störung der mnestischen Funktionen zusammen. Er ereignet sich überwiegend bei schweren organisch bedingten Krankheiten, wenn die Kranken ihre aktuellen Lebensumstände nicht mehr kennen, den Beruf, bei Frauen den angeheirateten Namen u. a. nicht mehr wissen. Die wahnhaft bedingten Verkennungen der eigenen Person in akuten Psychosen werden i. Allg. nicht zu den Orientierungsstörungen im engeren Sinne gezählt.

3.3   Auffassung

Darunter versteht man die Fähigkeit, Wahrnehmungserlebnisse in ihrer Bedeutung zu begreifen und sinnvoll miteinander zu verbinden sowie in den Erfahrungsbereich einzuordnen (AMDP-System).

Die erste Frage, die sich u. U. gleich am Anfang des Gesprächs stellt, zielt darauf ab, ob der Kranke versteht, was der Untersucher zu ihm sagt. Er kann daran gehindert sein, weil er die psychologische Sprache nicht genügend kennt oder eine Schwerhörigkeit hat, die er nicht sofort zu erkennen geben will. Es kann aber auch eine Auffassungsstörung im psychopathologischen Sinne vorliegen.

3.3.1 Auffassungsstörungen aus neurologischen Gründen

Solche Auffassungsstörungen kommen z. B. bei Aphasikern vor. Wenn im Laufe des Gesprächs Zweifel in dieser Hinsicht auftauchen, prüfe man das Sprach- und Wortverständnis durch die Aufforderung, vorgezeigte Gegenstände zu benennen und Anweisungen auszuführen. Dabei beginne man mit einfachen Tätigkeiten (»Nehmen Sie bitte den Bleistift in die linke Hand.« – »Geben Sie mir bitte den Radiergummi, der vor Ihnen liegt.« – usw.) und schließe zusammengesetzte an, ohne dass der Kranke aus nichtverbalen Begleitäußerungen Hilfe erhält (»Bitte nehmen Sie den Bleistift und legen Sie ihn in die Schale dort auf dem Tisch.« – »Öffnen Sie bitte dieses Buch auf Seite 115 und lesen Sie die unterste Zeile laut.« – usw.). Wenn der Kranke durch gezielte Bewegungen sein Sprachverständnis zeigen soll, muss sichergestellt sein, dass er nicht zusätzlich motorisch behindert ist.

Besteht Verdacht auf eine Aphasie, dann wird man selbstverständlich auch andere Komponenten prüfen als nur das Sprachverständnis, nämlich das motorische Sprachvermögen, wobei die Spontansprache sich bereits im Untersuchungsgespräch beurteilen lässt. Man wird auf Paraphasien achten (literale Paraphasie = Entgleisung einzelner Silben oder Laute eines Wortes; verbale

Paraphasie = falscher Gebrauch eines ganzen Wortes), auf Wortfindungsstörungen (Benennen von Gegenständen, wobei oft der Gebrauch umschrieben werden kann, die korrekte Bezeichnung aber fehlt). Ferner wird man den Patienten vorgesprochene Wörter und Sätze nachsprechen lassen, ihn auffordern, einen Text zu lesen und einige Sätze zu schreiben. Eine differenzierte Prüfung auf aphasische Störungen bedient sich heute einer Reihe spezieller Tests, die nicht mehr in den engeren Bereich der psychiatrischen Untersuchung gehören.

Die Prüfung der Auffassung geschieht laufend im Gespräch. Fasst der Kranke genau auf, was ihm gesagt wird? Ist seine Auffassung verlangsamt? Nimmt der Kranke nur konkrete Gesprächsinhalte wahr, oder auch abstrakte? – Systematisch kann die Auffassung durch das Lesen und Nacherzählen kleiner Fabeln (Salzesel, Neptun und der Taglöhner, ein Geizhalsstücklein, ▶ Anhang A1) geprüft werden, ebenso durch das Vorzeigen von Bildern (Bobertag), die richtig interpretiert werden sollen.

3.4 Mnestische Funktionen

3.4.1 Merkfähigkeit, Frisch- und Altgedächtnis

Es wird üblicherweise zwischen Merkfähigkeit (unmittelbare Reproduktionsfähigkeit = Immediatgedächtnis), Frisch- und Altgedächtnis unterschieden. Im Allgemeinen können die mnestischen Funktionen schon im Untersuchungsgespräch einigermaßen abgeschätzt werden, ohne dass man spezielle Testfragen stellen muss. Nur wenn der Verdacht auf eine organische Gedächtnisstörung auftaucht, wird man genauer prüfen müssen. Im Laufe des Untersuchungsgesprächs wird man auf Gedächtnislücken achten, besonders auch auf Konfabulationen, d. h. das Ausfüllen von Gedächtnislücken mit ad hoc erfundenen Produktionen, die vom Patienten aber für Erinnerungen gehalten werden. Oft haben die konfabulatorischen Einfälle keine vernünftige Beziehung zum übrigen Gedankengang und sind deshalb leicht zu erkennen.

Die Qualität der mnestischen Funktionen ist daran zu erkennen, ob der Patient sich die Fragen des Untersuchers merken kann, ob er noch weiß, was in einem früheren Teil des Gesprächs behandelt wurde, ob er den Faden verliert, sich wiederholt, perseveriert, d. h. von einer Erinnerung nicht mehr los kommt, obwohl sie nicht mehr in den Zusammenhang passt.

Besteht aufgrund des Untersuchungsgesprächs Verdacht auf organische Gedächtnisstörungen, wird man eine orientierende Prüfung durchführen. Zuvor wird man den Kranken aber nach subjektiv empfundener Vergesslichkeit fragen und ihm dann mitteilen, man möchte nun sehen, wie gut sein Gedächtnis sei. In der Regel wird der Kranke nichts dagegen einwenden, weil ein schlechtes Gedächtnis zu haben nicht als diskriminierend empfunden wird.

Gedächtnis und Merkfähigkeit sind sehr komplexe Funktionen, die je nach geprüftem Bereich recht verschieden ausgeprägt sein können. Es macht auch einen Unterschied, ob man die Erinnerungsfähigkeit mit sinnvollen oder sinnlosen Gegebenheiten, optisch oder auditiv, mit Farben oder Musik u. a. prüft. Die Neuropsychologie verfügt diesbzgl. inzwischen über einen großen Erfahrungsschatz. Für praktische diagnostische Zwecke in der Psychiatrie genügt meist die Feststellung einer mnestischen Störung, wobei man eine leichte, mittelschwere und schwere Form unterscheiden kann.

- Von einer leichten mnestischen Störung spricht man, wenn die Gedächtnis- und Merkfähigkeitsstörungen nur testmäßig erfassbar sind.
- Eine mittelschwere mnestische Störung liegt vor, wenn Gedächtnis- und Merkfähigkeitsstörungen bereits im Untersuchungsgespräch ohne besondere Testfragen erkennbar werden.
- Bei einer schweren Form ist ein fließendes Gespräch mit dem Kranken nicht mehr möglich, weil er fortlaufend vergisst, was er gefragt wird, oder nur noch wenige Gedächtnisinhalte zur Verfügung hat.

Sollen Gedächtnis und Merkfähigkeit im Rahmen des psychiatrischen Untersuchungsgesprächs kurz geprüft werden, so ist neben der Registrierung dieser Funktionen im Laufe des Gesprächs wenigstens eine Prüfung mit auditiven und eine mit optischen Mitteln durchzuführen. Voraussetzung ist natürlich, dass diese Sinnesfunktionen genügend ausgebildet sind und dass man sich davon überzeugt hat.

3.4.2 Mnestische Prüfung

Man vergewissert sich zunächst, ob der Kranke in allen Dimensionen orientiert ist (s. dazu die Untersuchung der Orientierung in ▶ Kap. 3.2). Dann kann man die Merkfähigkeit auf folgende Weise prüfen:

Zahlen nachsprechen. Der Versuchsperson werden einstellige Zahlen mit einer Frequenz von ca. 1/s vorgesprochen, beginnend mit drei Zahlen. Beim Vorsprechen sollen die Zahlen nicht paarweise oder in Sequenzen geboten werden. Geeignete Zahlenreihen sind:

5, 8, 3
7, 4, 9, 3
2, 9, 6, 8, 5
5, 7, 1, 9, 4, 6
8, 1, 5, 9, 3, 2, 7

Die Versuchsperson wird unmittelbar anschließend aufgefordert, die Zahlen in der gleichen Reihenfolge zu wiederholen. Vom Gesunden werden bei normaler Aufmerksamkeit wenigstens 6 Zahlen in der richtigen Reihenfolge korrekt reproduziert. Anschließend werden in gleicher Weise Zahlen vorgesprochen, jetzt aber mit der Aufforderung, sie in umgekehrter Reihenfolge zu reproduzieren.
Beispiel: vorgesprochen werden 9, 5, 1, 7. Die Versuchsperson wiederholt 7, 1, 5, 9. Es können folgende Zahlenreihen benutzt werden:

5, 9, 3
4, 9, 6, 2
3, 8, 7, 1, 9
7, 2, 9, 0, 5, 8

Vom Gesunden können in der Regel wenigstens 5 Zahlen rückwärts korrekt reproduziert werden, wobei auch die Reihenfolge richtig ist.

Zu beachten ist, dass gelegentlich auch deutlich mnestisch gestörte Kranke 5–6 Zahlen unmittelbar nach dem Vorsprechen korrekt wiederholen können. Das Immediatgedächtnis kann u. U. noch relativ gut erhalten sein. Sie versagen aber, wenn die Zahlenreihe rückwärts reproduziert werden muss oder wenn Zwischenfragen eingeschaltet werden.

Die Anforderung an die Merkfähigkeit kann erhöht werden, indem der Versuchsperson die Aufgabe gestellt wird, die vorgesprochenen Zahlen zunächst im Gedächtnis zu behalten, bis danach gefragt wird. Nach dem Vorsprechen der Zahlen werden dann Zwischenfragen eingeschaltet, z. B. wird die Aufzählung der Grenzländer der Schweiz bzw. Deutschlands verlangt, oder die Hauptstädte dieser Grenzländer. Anschließend an die Beantwortung dieser Zwischenfragen, wobei die Richtigkeit der Antworten keine Rolle spielt, wird die Reproduktion der zuletzt vorgesprochenen Zahlen verlangt. Der Gesunde kann mit einer solchen kurzfristigen Ablenkung wenigstens 5 Zahlen vorwärts korrekt wiedergeben.

10 Wörter behalten. Die folgenden 10 Wörter werden langsam, ca. 1/s, vorgesagt: Löwe, Hund, Baum, grün, See, blau, Boot, Haus, Fenster, Garten.

Der Kranke soll anschließend so viele wie möglich wiederholen, wobei die Reihenfolge unwichtig ist. Die Wörter werden 3-mal vorgesagt, spätestens beim dritten Versuch sollte der Patient alle 10 richtig nennen. Selbstverständlich können beliebige Wörter benutzt werden, jedoch empfiehlt es sich für den Untersucher, immer die gleichen zu verwenden, um eigene Erfahrungswerte zu gewinnen.

Vorlesen und Nacherzählen eines kleinen Textes. Das Vorlesen eines kleinen Textes und das Nacherzählen stellen etwas höhere Anforderungen. In der Regel wird der Gesunde die Hauptlinien der Geschichte nach einmaligem Vorlesen reproduzieren können. Geprüft wird auf diese Weise aber nicht nur das Immediatgedächtnis, sondern auch die ungestörte Auffassung und ein genügendes intellektuelles Niveau, die Voraussetzungen für die korrekte Wiedergabe der Geschichte sind.

10 Gegenstände erinnern. Man breitet vor dem Patienten 10 Alltags- und Gebrauchsgegenstände aus, die man vor ihm vom Schreibtisch zusammensucht, z. B. Bleistift, Kugelschreiber, Radiergummi, Federmesser, Briefbeschwerer, Schere, Brieföffner, Stempel, Lineal, Papiertaschentuch usw. Man gibt ihm 20 s Zeit, sich die Gegenstände zu merken, und deckt sie dann mit einem Tuch zu. Er soll jetzt die Dinge aus dem Gedächtnis aufzählen. Der Gesunde wird mindestens 8 richtig benennen. Man kann den Patienten ca. 30 min später bitten, die vorgezeigten Gegenstände nochmals aus dem Gedächtnis aufzuzählen. Er sollte 7–8 behalten haben.

Würfel kopieren. Der Patient wird gebeten, die Würfelfigur (► Anhang A2) auf ein Blatt Papier abzuzeichnen. Geprüft wird damit das räumliche Vorstellungsvermögen, das bei Demenz häufig gestört ist.

Fünfecke kopieren. Gleiches Vorgehen wie bei der Würfelfigur. Der Patient sollte die Lage der beiden Fünfecke zueinander richtig wiedergeben, sodass die mittlere Figur ein annähernd gleichseitiges Viereck ergibt.

Muss die Diagnose mnestischer Störungen gesichert werden, so sind weitere Testuntersuchungen notwendig. Geeignet für die routinemäßige Verwendung in der Praxis sind der Benton-, der d2-Test (Aufmerksamkeitsbelastungstest), das Diagnostikum für Zerebralschädigung (DCS) sowie der Hamburg-Wechsler-Intelligenztest für Erwachsene (HAWIE; ▶ Abschn. 6.4, S. 105f.).

Diagnostische Schwierigkeiten machen in der Regel nur die leichten Formen einer mnestischen Störung. Die mittelschweren und schweren Formen sind meist eindeutig zu erkennen, besonders wenn etwas mehr Zeit für die Beurteilung zur Verfügung steht und wenn auch das Verhalten des Kranken in seiner gewohnten Umgebung bekannt wird. Bei leichten Formen ist schon die Abgrenzung zur Norm oft schwierig, besonders dort, wo der Kranke ein Interesse am Bestehen der Störung haben kann, also wenn Versicherungsleistungen im Spiele sind. Aber auch die Abgrenzung von angeborener Intelligenzschwäche oder von einer Depression ist oft schwierig. Tests zur Prüfung der mnestischen Funktionen allein genügen in diesen Fällen keineswegs, sondern es muss der Gesamtbefund und besonders auch der Verlauf der Störung im Auge behalten werden. Selbstverständlich muss dann auch die Testuntersuchung durch Persönlichkeitstests und eine differenzierte Intelligenzprüfung ergänzt werden.

3.4.3 Aufmerksamkeit und Konzentrationsfähigkeit

Das Untersuchungsgespräch gibt oft genügend Anhaltspunkte für die Beurteilung der Aufmerksamkeit und Konzentrationsfähigkeit. Testmäßig werden sie auf einfache Weise mit dem d2-Test geprüft. Im Rahmen der orientierenden Prüfung im Gespräch kann man den Patienten aber auch bitten, eine Subtraktionsreihe möglichst rasch herzusagen. Man fordert ihn auf, z. B. von 100 fortlaufend 3 abzuziehen und das Resultat laut zu sagen: 97, 94, 91, 88 usw. Etwas schwieriger ist 100–7. Man achtet auf das Tempo, auf Rechenfehler, Auslassungen, Wiederholungen, Verwechslung der Zehnerstelle usw. Ähnliche Aufgaben sind die Aufzählung der Monatsnamen oder der Wochentage rückwärts. Sie wird man nur verlangen, wenn schon aus dem Gespräch Hinweise auf deutlich gestörte Konzentrationsfähigkeit gewonnen wurden. Schwieriger ist das Buchstabieren längerer Wörter, z. B. Elektrizität, Bleistiftspitze, Dampfschifffahrt, oder z. B. das Rückwärtsbuchstabieren des Wortes Liebelei, wobei wiederum auch die intellektuellen Anforderungen bedeutend größer sind und man sicher sein muss, dass der Kranke überhaupt die Rechtschreibung solcher Wörter kennt.

Nach Stevenson (1969, S. 125) sollen sich fortlaufende Subtraktionen auch zur Verlaufskontrolle z. B. im abklingenden Delir eignen, wobei, um den Lerneffekt wiederholter Prüfungen zu vermeiden, die Ausgangszahl variiert werden kann, also 101 oder 102 statt 100.

3.5   Denken und Ich-Funktionen

3.5.1 Formale Denkstörungen

Denkprozesse werden in der psychopathologischen Untersuchung meist aus der Sprache erschlossen. Andere Methoden, z. B. Zeichentests, verlangen spezielle Kenntnisse. Man achtet auf die Schnelligkeit des Gedankenablaufs, auf eine mögliche Diskrepanz zwischen Denken und Sprache, z. B. bei redegewandten Menschen mit unklarem Denken oder umgekehrt bei schwerfälligen, gehemmten Patienten, die doch klar und präzise denken. Das Denken kann inhaltsarm, auf wenige Themen beschränkt, oder reich, originell und vielseitig sein. Sorgfältig zu registrieren sind die formalen Denkstörungen. Das AMDP-System (für Definitionen s. AMDP 2007) nennt die Folgenden:

- gehemmt,
- gesperrt,
- verlangsamt,
- eingeengt,
- umständlich,
- Grübeln,
- Gedankendrängen,
- ideenflüchtig,
- Vorbeireden,
- gesperrt/Gedankenabreißen,
- inkohärent/zerfahren und
- Neologismen.

Es gilt nicht nur, den Gedankengang bzw. das Vorhandensein oder Fehlen von Denkstörungen zu beachten, sondern auch das Ausmaß der Fähigkeit zum begrifflichen und abstrakten Denken. Speziell geprüft wird diese Fähigkeit im Rahmen der Intelligenztests.

Zu den Denkprozessen gehören Urteilskraft und Kritikfähigkeit, z. B. für die eigene aktuelle Lebenssituation und die persönlichen Verhältnisse, die Vorstellungen, die der Kranke von sich selbst hat, und seine Fähigkeit zur Einsicht in seine innerseelischen Vorgänge. Diese Eigenschaften des Kranken werden im Gespräch aus der Art und Weise, wie er über sich selbst, seine Lebensumstände und seine Beziehungen zu Personen und Sachen spricht, erschlossen. Das Vermögen des Psychiaters, nicht nur einfühlender und anteilnehmender Gesprächspartner zu sein, sondern gleichzeitig auch distanzierter Beobachter, gibt ihm die Möglichkeit, solche Aspekte zu registrieren.

Zu beachten ist besonders auch die Abhängigkeit des Denkens von Affekten. Wie stark und in welcher Weise wird der Gedankengang durch aufkommende Affekte beeinflusst?

Eine dauernde, übermäßige Abhängigkeit des Denkens von affektiven Bedürfnissen, ein Denken, das privaten Gesetzen folgt, wenig Rücksicht auf Logik nimmt und durch die Kommunikation mit anderen Menschen kaum korrigiert werden kann, wird autistisch genannt. Das Ausmaß autistischen Denkens, das ein Kranker zeigt, ist ein wichtiges Charakteristikum und muss deshalb sorgfältig erwogen werden. Wie meistens in der Psychopathologie gibt es alle Übergänge vom gesunden, logischen Denken zu schwerst autistischem Denken, bei dem die Fähigkeit zur Kommunikation weitgehend verloren geht. Es ist deshalb nicht nur festzustellen, ob und in welchen Zusammenhängen ein Mensch autistisch denkt, sondern es gilt auch, dessen soziale Bedeutung abzuschätzen.

Zusätzlich zur Beobachtung der Denkprozesse im Gespräch wird man den Kranken fragen, ob er so gut wie früher denken könne, ob er zeitweise Mühe habe, seine Gedanken zu steuern oder zu kontrollieren bzw. ob er seine Gedanken gut konzentrieren könne oder wodurch er allenfalls leicht abgelenkt werde.

3.5.2 Ich-Störungen

Das AMDP-System zählt zu den Ich-Störungen Auffälligkeiten des Ich-Erlebens, der Ich-Identität, wie

- Depersonalisation (auch die wahnhafte Verkennung der eigenen Person),
- Derealisation und

- Beeinflussungserlebnisse, besonders im Phänomen des Gedankenausbreitens, des Entzugs der eigenen Gedanken und der Eingebung fremder Gedanken, im Gefühl des Hypnotisiert- und Ferngelenktwerdens.

Scharfetter (2002) ordnet die Ich-Störungen in folgendem Grundschema:
- **Störungen der Ich-Vitalität.** Das Gefühl der eigenen Lebendigkeit nimmt ab oder geht verloren, Angst vor dem Nichtmehrsein oder gar dem Weltuntergang.
- **Störungen der Ich-Aktivität.** Die Eigenmächtigkeit im Denken und Handeln ist herabgesetzt oder aufgehoben bis zur Fremdsteuerung, Gefühl des Lahmgelegtseins oder des Besessenseins.
- **Störungen der Ich-Konsistenz.** Das natürliche Gefühl des Zusammenhangs des Leibes und seiner Teile, der Gedanken-Gefühls-Verbindungen, der Gedankenketten, aber auch der Willens- und Handlungsimpulse geht verloren. Diese Auflösungserscheinungen können nicht nur die eigene Seele, sondern auch die umgebende Welt bis zu Weltuntergangserlebnissen einbeziehen.
- **Störungen der Ich-Demarkation.** Die Fähigkeit zur Unterscheidung von Ich und Nicht-Ich ist beeinträchtigt oder verloren. Der private Eigenbereich im Leiblichen, im Denken und Fühlen ist durchlöchert oder aufgehoben, der Kranke fühlt sich schutzlos allen Außeneinflüssen ausgesetzt.
- **Störungen der Ich-Identität.** Unsicherheit über die eigene Identität und Angst vor ihrem Verlust bis zur Einbuße des Wissens, wer man selbst ist; Idee der Geschlechtsänderung, der Verwandlung in ein anderes Wesen, der anderen Abstammung.
Als Transitivismus wird bezeichnet, wenn der Kranke seine Erlebnisse und Verhaltensweisen anderen Menschen zuschreibt, als Appersonierung, wenn er wahnhaft am eigenen Leib erlebt, was er bei anderen Menschen beobachtet.

Zu den Störungen der Ich-Identität gehört die multiple Persönlichkeit (ICD-10, F44.81), auch als alternierende Persönlichkeit, dissoziative Identitätsstörung nach DSM-IV, bezeichnet. Grundlegendes Merkmal ist das Vorhandensein von zwei oder mehr verschiedenen »Persönlichkeiten«, Identitäten beim selben Individuum, wobei zu einem Zeitpunkt nur eine nachweisbar ist. Der Wechsel von einer zur anderen vollzieht sich meist plötzlich und hat durchaus funktionelle Bedeutung (sich entziehen). Die Diagnose ist noch umstritten, wurde in Europa noch recht selten gestellt, hat aber besonders in den USA sehr zugenommen und erscheint jetzt auch hier häufiger. Kulturspezifische Faktoren und Medieneinflüsse scheinen eine wichtige Rolle zu spielen. Experimentell können solche Zustände in der Hypnose erzeugt werden. Als Geisterbesessenheit haben sie bei »primitiven« Völkern von jeher Bedeutung (Schamanismus).

Bei ausgesprochenen Graden der Ich-Störung wird der Kranke meist schon im freien Gespräch, wenn er überhaupt zu Mitteilungen zu bewegen ist, darauf anspielen. Es macht dann keine Mühe, genauer zu explorieren. Freilich wird der Kranke nur dann über seine beunruhigenden und oft beängstigenden Erlebnisse sprechen können, wenn er Zutrauen gefasst hat. Bei der Exploration wird man dem Grundsatz folgen, vom Einfühlbaren, dem alltäglichen Erleben Nahestehenden zum Uneinfühlbaren, allgemein als krankhaft Empfundenen fortzuschreiten. Man wird den Patienten bei der Schilderung seiner Symptome und Beschwerden fragen, ob er den Eindruck habe, er habe sich in letzter Zeit verändert, wenn ja, in welcher Weise. Aber lange nicht immer, wenn der Kranke sich verändert fühlt, handelt es sich um Depersonalisation.

Auch in der Manie mag er sich glücklich, besonders leistungsfähig, zu Besonderem berufen fühlen, was er als Veränderung bezeichnet, oder im negativen Sinne in der Depression. In der Depersonalisation empfindet er sich aber als merkwürdig unwirklich, oft schwer mit Worten zu beschreiben verändert, eben entfremdet; und/oder auch die Welt um ihn herum erscheint ihm geisterhaft, anders als sonst. Man muss oft speziell danach fragen, ob die Dinge um ihn herum ihm anders erscheinen als früher, ob Töne und Farben ihre Qualität verändert hätten, so als ob er in einer Art Traumwelt leben würde, ob die Menschen sich anders bewegten, so als ob sie Theater spielen würden.

Enge Beziehungen zu solchen Depersonalisations- und Derealisationsphänomenen haben auch die wahnhaften Erinnerungsverfälschungen des »déjà-vu« und »déjà-vécu«. Widerfährt es dem Kranken, dass er Dinge sieht oder erlebt, von denen er plötzlich den lebhaften Eindruck bekommt, sie seien ihm schon einmal passiert, ohne dass das der Fall war?

Besonders sorgfältig, aber auch vorsichtig wird man nach Beeinflussungen des Denkens fragen. Freilich wird man das niemals unvermittelt tun, es sei denn, der Patient hat direkte Hinweise dafür gegeben und die selbstverständliche Annahme dieser Phänomene durch den Psychiater erleichtert es ihm, offen darüber zu sprechen. Wenn der Kranke Verdacht auf eine erhöhte Beziehungsbereitschaft, auf eine mangelhafte Abgrenzung seiner Person von der

Umgebung erweckt hat, wird man fragen, ob er manchmal das Gefühl habe, seine Gedanken würden beeinflusst, so als ob er unter Hypnose oder Telepathie stünde. Ob er selbst Gedanken lesen könne, ob andere seine Gedanken lesen würden? Ob er schon erlebt habe, dass seine Gedanken weggenommen, von anderen laut ausgeprochen oder ihm fremde Gedanken eingegeben würden? Man wird auch danach fragen, wie der Kranke sich diese Vorkommnisse erklärt. Empfindet er sie als krankhaft, als besondere Auszeichnung seiner Person? Welches ist der Inhalt der ihm eingegebenen Gedanken?

Störungen dieser Art sind immer ein Zeichen tiefgreifender Alteration. Sie haben diagnostisch eine hervorragende Bedeutung und müssen deshalb sorgfältig exploriert werden, immer aber mit dem nötigen Takt und Einfühlungsvermögen in die Situation des Kranken.

3.5.3 **Wahn**

Die Psychopathologie bezeichnet mit Wahn eine private Lebenswirklichkeit, die wesentlich abweicht von den Konzepten der Mitmenschen und die dadurch den betroffenen Menschen isoliert. Diese den anderen Menschen entfremdete Auffassung der Realität bedarf für den Patienten keiner Belege (es besteht a priorische Evidenz) und an ihr wird dogmatisch festgehalten, auch wenn Gegenbelege vorliegen, die den Gesunden in der Regel überzeugen und zu einer Beurteilungsänderung bringen würden. Ein Wahn kann sich äußern in einer Wahnstimmung, einer Wahnwahrnehmung, in Wahngedanken und in einer Wahndynamik. Für die Zwecke der Praxis ist auch der Inhalt und die Begründung der Wahngedanken wichtig, ihre Systematisierung und die Bedeutung, die sie für den Kranken und seine Umgebung erlangen.

Anhaltspunkte für Wahn ergeben sich meist schon aus den spontanen Angaben des Patienten. Je absurder und fixierter ein Wahn, desto offener wird der Kranke darüber berichten, weil eben seine Überzeugung starr und unerschütterlich geworden ist.

Je mehr die Wahnüberzeugung aber veränderlich ist, d. h. je mehr der Patient noch kritische Distanz gegenüber seinen Ideen einnehmen kann, desto weniger wird er geneigt sein, von sich aus darüber zu sprechen, es sei denn, der Psychiater besitze sein uneingeschränktes Vertrauen. In der Regel ist niemand bereit, sich rückhaltlos über ungewöhnliche, die eigene Person betreffende Ideen zu äußern, von denen man annehmen muss, dass sie allgemeinen Anschauungen widersprechen, außer man ist von der Vertrauenswürdigkeit und Verschwiegenheit des Gesprächspartners überzeugt. Die unvermittelte Frage, ob der Kranke sich verfolgt fühle oder ob er eine besondere Mission habe, wird also, wenn er besonnen ist und bisher im Gespräch keine Anhaltspunkte für solche Ideen gegeben hat, kaum eine aufschlussreiche Antwort liefern, auch wenn er tatsächlich einen Verfolgungswahn hat. Wie bei der Frage nach Halluzinationen wird man auch hier vom normalen Erleben zum pathologischen vorstoßen und den Kranken seine Anteilnahme spüren lassen.

Eine besondere Schwierigkeit liegt oft darin, dass man dem Patienten verständnisvoll bei der Erzählung seiner Wahnideen folgen muss, ohne Kritik vorzubringen, und man doch nicht den Eindruck erwecken darf, man teile seine Überzeugungen. Oft wird der Kranke mit Nachdruck wissen wollen, ob der Psychiater ihm glaubt. Verneint man, so wird der gute Kontakt gefährdet, bejaht man, so wird der Kranke früher oder später die Lüge realisieren, was noch verhängnisvoller ist.

Man wird dem Kranken deshalb zu erklären versuchen, dass aus seiner Sicht der Dinge es sehr verständlich erscheint, dass er zu der von ihm vertretenen Überzeugung kam. Gleichzeitig wird man sagen, dass vielleicht doch andere Erklärungsmöglichkeiten auch bedacht werden müssten, um objektiv zu sein, und dass es im Übrigen gut sei, sich nur an die konkreten Tatsachen zu halten und nicht an das, was die Leute sagten oder gegen ihn planten. Also z. B., dass er doch immer noch seinen Arbeitsplatz habe und trotz der Giftgasattacken in seiner Wohnung noch rüstig sei. Diese Tatsache zeige seine Widerstandskraft und werde Wege finden lassen, sie weiter zu stärken. Erfährt der Kranke auf diese Weise das Interesse des Arztes an seiner Person und seinem Schicksal, so wird er bereit sein, auch geheimere Überzeugungen zu offenbaren, die eine bessere Beurteilung des ganzen Zustandsbildes erlauben. Freilich gelingt dies lange nicht in allen Fällen. Die offene Konfrontation mit den Wahnideen des Kranken lässt sich nicht immer vermeiden, besonders bei chronisch Wahnkranken mit sonst erhaltener Persönlichkeit, deren Wahn sie in offenen Gegensatz zur Gesellschaft gebracht hat. Man wird dann u. U. in die Lage gedrängt, dem Kranken unumwunden bestätigen zu müssen, dass man seine Ideen und die daraus entspringenden Absichten für krankhaft hält, weshalb diese oder jene Maßnahme zu ergreifen sei. In den ungünstigen Fällen wird der Kranke sich nun feindselig verschließen und weitere Auskünfte verweigern, weil er im Arzt einen Gegner und ein Werkzeug seiner Verfolger sieht. Man wird aber auch in solchen Fällen dem Kranken zeigen, dass man seine

Situation versteht und ihm etwa sagen, es müsse recht schwer für ihn sein, dass vieles, was für ihn einfach eine Tatsache sei, für andere und auch für den Psychiater nicht als Wirklichkeit beurteilt werde.

Nicht nur in diesen Fällen, sondern ganz allgemein ist es notwendig, sich immer wieder zu fragen, welche Meinung der Kranke bzgl. der Rolle des Psychiaters hat. Neigt er auch ihm gegenüber zu illusionärer Verkennung oder bezieht er ihn in das Wahnsystem ein, sei es als Parteigänger der Verfolger oder als guten Schutzgeist? Solche Einstellungen, die für die Behandlung und die langfristige Betreuung Wahnkranker in der Praxis von entscheidender Bedeutung sein können, werden meist nicht im ersten Untersuchungsgespräch klar, sondern erst im Laufe des längerfristigen Kontaktes.

Ob es sich bei den vom Patienten vorgebrachten Ideen um einen Wahn handelt, ergibt sich weniger aus der objektiven Unrichtigkeit des Inhalts, was vom Psychiater oft gar nicht zu beurteilen ist, sondern aus der Art der Begründung. Daran muss v. a. der Anfänger denken, der leicht geneigt ist, Behauptungen des Kranken wegen ihrer scheinbaren Unmöglichkeit für Wahnideen zu halten, bis ihn Angehörige vom Gegenteil überzeugen. Allerdings kann auch eine objektiv zutreffende Idee ein Wahn sein, weil sie eben wahnhaft begründet wird. Ein gerne in den Lehrbüchern zitierter Fall dieser Art betrifft den Eifersuchtswahn des Mannes, dessen Frau ihm tatsächlich untreu ist, was er aber nicht weiß. Jedoch behauptet er es wahnhaft, weil er beim Nachhausekommen zweimal in der Nähe seiner Wohnung demselben Mann begegnet ist, weil er kleine weiße Flecken auf der Bettvorlage gefunden hat und weil die Frau ihn erschrocken anblickte, als er früher als sonst nach Hause kam.

Verfolgungs- und Beziehungswahn

Eine Exploration in dieser Richtung kann man damit beginnen, dass man sich nach den Beziehungen zu Arbeitskollegen und Nachbarn erkundigt. Welche Atmosphäre herrscht dort? Fühlt sich der Kranke wohl? Hat er den Eindruck, es gebe Leute, die sich mehr für ihn und seine Familie interessierten, als er erwarten würde? Was für Leute sind das, wenn es solche gibt? Hat der Patient Feinde? Wenn ja, aus welchem Grund? Was führen sie gegen ihn im Schilde? Hat er manchmal das Gefühl, dass er beobachtet wird? Hat er das Gefühl, dass sich gewisse Leute Zeichen geben, wenn er in der Nähe ist oder vorbeigeht? Welche Zeichen sind das? Gibt es manchmal auch besondere Zeichen für den Patienten, in der Art, wie gewisse Gegenstände an seinem Arbeitsort oder zu Hause, evtl. auch auf der Straße oder anderswo angeordnet sind? Warum tun die Leute das? Hat der Patient eine besondere Bedeutung oder geht etwas Besonderes von ihm aus?

Diese Fragen können beliebig ergänzt werden, immer aber müssen sie für den Kranken sichtbar vom Bestreben getragen sein, ihn und seine Lebenssituation kennen und verstehen zu lernen. Sie dürfen nicht so klingen, als ob ein Richter ergründen wolle, ob der Kranke verrückt sei.

Größenwahn

Bei einem ausgesprochenen Größen- oder religiösen Sendungswahn wird der Kranke meist schon spontan in der einen oder anderen Form im Gespräch darauf anspielen. Sonst wird man auch in dieser Hinsicht vom gesunden Bereich zum krankhaften übergehen. Was denkt der Kranke über seine Fähigkeiten? Welches sind seine Begabungen? Hat er spezielle Begabungen oder Kenntnisse? Bestehen besondere Pläne für seine Zukunft? Haben gewisse prominente Leute ein besonderes Interesse an ihm? Hat der Patient vielleicht eine geheime Mission? Verfügt er über geheime Reichtümer? Ist er selbst im Grunde eine sehr bedeutende Person?

Schuldwahn

Wahnhafte Versündigungsideen kommen v. a. im Rahmen von schweren Depressionen vor. Ihre Exploration macht dann keine Schwierigkeiten, im Gegenteil, viele Kranke klagen laut darüber. Man wird den Kranken aber fragen, worauf er seinen Zustand zurückführe, ob er sich etwas vorzuwerfen habe, warum er sich schuldig fühle, ob er denke, es werde ein Prozess oder eine Bestrafung gegen ihn vorbereitet. Unter Umständen wird der depressiv Kranke in solchen Fragen des Psychiaters eine Bestätigung seiner wahnhaften Befürchtungen sehen, denn sonst würde dieser ja nicht danach fragen, wenn er nicht bereits Kenntnis von seiner Schuld hätte. Man wird dem Kranken deshalb immer auch den nötigen Trost und die Versicherung geben, dass man alles in seiner Macht Stehende tun werde, um ihm zu helfen. Gerade bei depressiv Kranken mit solchen wahnhaften Überzeugungen gehört die Ermutigung und die Vermittlung neuer Hoffnung von Anfang an zur Haltung des Psychiaters, auch wenn der Kranke scheinbar nicht darauf reagiert. Man kann immer wieder nachträglich von früheren Depressiven hören, dass die Zuversicht des Arztes einer der wenigen Lichtblicke im Dunkel der Depression war. Untersuchung und Behandlung gehören eben untrennbar zusammen, wie gerade an diesem Beispiel deutlich wird.

Hypochondrischer Wahn

In den meisten Fällen wird der Patient, der mit wahnhafter Gewissheit von einer schweren körperlichen Erkrankung überzeugt ist, diese Ideen auch offen aussprechen und sie zum Anlass nehmen, zum Arzt zu gehen. Schwierig kann nur gelegentlich die Entscheidung sein, welche organischen Symptome der hypochondrischen Idee tatsächlich zugrunde liegen. Man muss sich vor dem weitverbreiteten Denken in Alternativen hüten: Entweder ist der Patient ein Hypochonder oder er ist körperlich krank. Er kann sehr wohl beides sein. Nur die sorgfältige Berücksichtigung sowohl des somatischen Befundes als auch der Persönlichkeit erlaubt die adäquate Gewichtung der verschiedenen Komponenten. Es gibt aber den »Malade imaginaire«, der körperlich ein kerngesunder Mensch ist und bei dem man den Mut haben muss, auf weitere Abklärungen und Untersuchungen zu verzichten, es sei denn, neue Symptome würden eine neue Beurteilung verlangen.

Andere Wahngedanken

Wahn kann grundsätzlich jedes beliebige Thema der Lebenswelt des Patienten annehmen. Von einer gewissen Häufigkeit, v. a. bei schizophren Kranken, sind sexuelle Wahnideen. Meist ergeben sich Anhaltspunkte dafür aus den Schilderungen des Kranken über Beeinflussungen. Unter Umständen wird man in diesem Zusammenhang nach ungewöhnlichen sexuellen Empfindungen fragen. Akut Schizophrene haben nicht selten die Überzeugung, ihr Geschlecht verändere sich, sie würden eine Frau bzw. ein Mann und finden Anzeichen an ihrem Körper, die diese Verwandlung beweisen sollen. Im gegebenen Fall frage man nach solchen Erlebnissen. Sie zeigen immer eine schwere Störung der Ich-Identität an.

Überwertige Ideen

Nahe beim Wahn und gelegentlich schwierig von ihm abzugrenzen sind die sog. überwertigen Ideen. Man versteht darunter nicht wahnhafte, jedoch überstarke Überzeugungen, die das Erleben und Denken beherrschen, ohne dass eine wirkungsvolle, selbstkritische Einstellung möglich wäre. Dem Inhalt nach sind sie aber einfühlbar. Die Stärke des tragenden Affekts und die Dogmatik, mit der sie vertreten werden, machen die Überwertigkeit der damit verknüpften Ideen aus. Solche Ideen können den Kern abnormer Entwicklungen, z. B. paranoider, hypochondrischer, depressiver Art bilden. Der Übergang ergibt sich meist schon aus den spontanen, ungerichteten Mitteilungen des Kranken.

Schwierig kann die Abgrenzung von eigentlichen Wahngedanken besonders dann sein, wenn Wahngedanken nicht völlig fixiert und zeitweise noch einer gewissen Kritik zugänglich sind.

3.5.4 Zwangssymptome, Phobien

Zwanghafte Vorstellungen und Zwangshandlungen

Als Zwangsdenken werden zusammengefasst (nach AMDP-System):

- Zwangsideen,
- Zwangsgedanken,
- Zwangsgrübeln,
- Zwangserinnerungen und
- Zwangsfragen (gemeint als innerer Vorgang).

Im englischen Sprachgebrauch werden sie als »obsessions« bezeichnet und von den Zwangshandlungen und Zwangsimpulsen als »compulsions« unterschieden. Im Deutschen wird beides, sowohl der gedankliche Inhalt als auch die motorische Äußerung, als Zwang bezeichnet.

> **❗ Entscheidend für Zwang ist, dass der Patient die repetitiven Gedanken oder Handlungen als unsinnig/unnötig einschätzt, sich versucht dagegen aufzulehnen, was aber nicht (oder mindestens nicht befriedigend) gelingt. Die erlebten Gedanken oder Handlungen werden zwar als eigene erlebt (im Gegensatz zu Ich-Störungen), aber abgelehnt und deshalb als Ich-dyston bezeichnet. Quälend ist für die Betroffenen neben dem drängend repetitiven Charakter des Zwangs v. a., dass der Widerstand dagegen trotz Bemühung fruchtlos ist.**

Im Übrigen gibt es auch hier alle Grade des Übergangs von Ideen und Handlungen, die dem Außenstehenden übertrieben, ja sinnlos vorkommen, mit denen der Kranke sich aber noch identifizieren kann, z. B. pedantische Gewissenhaftigkeit mit wiederholten Kontrollen, bis zu schweren Zwängen, die dem Kranken selbst absurd vorkommen, die für ihn aber unausweichlich sind, etwa Kontrollzwänge, die jede produktive Arbeit verhindern.

Kontrollzwänge in leichter Form können auch bei Gesunden zeitweise vorkommen. Man kann sich also gut danach erkundigen, ob der Kranke besonders gewissenhaft sei, seine Arbeit oder Verrichtungen zu Hause wiederholt kontrollieren müsse, z. B. ob Licht gelöscht, Schlüssel gedreht, Gas abgestellt sei u. a. Man wird dabei den Zwang unterscheiden von Vergesslichkeit, mangelnder Konzentration, erhöhter Ablenkbarkeit, die vermehrte Kontrolle notwendig machen.

Dann wird man weiter fragen, ob der Kranke ausgeprägte Gewohnheiten habe, sodass er allenfalls bestimmte Anordnungen oder Handlungen, eine bestimmte Reihenfolge von Handlungen immer wieder einhalten muss, z. B. bei seiner Toilette, beim Kleiderwechseln, beim Essen u. a. Man erkundigt sich, ob der Patient ein besonders starkes Gefühl für Sauberkeit und Hygiene habe, ob er oft befürchte, verunreinigt oder angesteckt zu sein, sodass er sich wieder reinigen und waschen müsse. Überhaupt wird man sich genau nach den Sauberkeitsritualen erkundigen, wenn Hinweise für Zwänge bestehen.

Man wird auch fragen, ob sich dem Kranken Wörter, Sätze, Gedanken immer wieder aufdrängen, was sie enthalten und wann sich dies ereignet. Fühlt der Kranke nicht nur den Zwang, Wörter und Sätze zu denken (z. B. Schimpfwörter oder Obszönitäten), sondern muss er sie auch aussprechen?

Ängste und Phobien

Der Kranke befürchtet, dass in einer bestimmten Situation oder im Zusammenhang mit einem Gegenstand, Tier, Mensch etwas Gefährliches geschieht, v. a. aber, dass Angst entsteht, obwohl er die objektive Unbegründetheit der Befürchtungen mehr oder weniger deutlich einsieht. Häufigste Beispiele für Phobien sind Platzangst (Agoraphobie) oder Angst vor engen Räumen (Klaustrophobie). Der Kranke hat Angst, sich auf die offene Straße zu begeben, wobei er oft nicht so genau sagen kann, was er dort befürchtet – nicht selten, umzufallen, hilflos zu sein; oder Angst, im engen Raum eingeschlossen zu sein, in einer Menschenmenge, in der Bahn oder im Bus, im Lift usw. Hierbei geht es meist um die Angst, sich nicht nach Belieben entfernen zu können, ersticken zu müssen, einen Herzanfall zu erleiden. Man wird sich genau erkundigen, unter welchen Umständen Ängste auftreten oder was sie allenfalls verhindern kann; Begleitung? – durch wen? – oder welche Einschränkungen die Ängste für das Leben des Kranken bedeuten. Nach Ängsten fragen kann man in der Regel, ohne befürchten zu müssen, den Patienten zu verletzen oder misstrauisch zu machen. Angst ist ein Phänomen, das jeder Gesunde kennt, und das deshalb nicht von vornherein als diskriminierend empfunden wird.

Meist macht es keine Schwierigkeiten, Phobien zu explorieren. Man wird den Kranken aber ausdrücklich nach den häufigen phobischen Situationen fragen müssen, besonders wenn er nicht leicht verbalisiert. Verbreitet ist neben Agora- und Klaustrophie die Angst vor Tieren, vor spitzen Gegenständen, verbunden mit der Befürchtung, eine Person verletzen zu können. Nicht so selten sind auch soziale Ängste (»social phobia«) wie Angst vor dem Erröten in Gesellschaft (Erythrophobie), vor dem Ansprechen eines fremden Menschen, vor Berührung oder Beschmutzung durch andere, Angst durch ein vermeintlich missgebildetes Äußeres (Gesicht, Nase, Ohren u. a.), Ablehnung zu erfahren (Dysmorphophobie). Die Angst vor Beschmutzung und Infektion ist meist mit zwanghaften Reinigungs- und Abwehrmaßnahmen verknüpft. Phobische Angst vor Reisen in Eisenbahn oder Flugzeug, behindert manche Menschen; viel seltener ist die Angst vor dem Autofahren, weil man dort eben jederzeit anhalten und aussteigen kann.

Oft ist es bei situativen, phobischen Ängsten nicht leicht, die genaue Angstquelle zu eruieren, z. B. kann bei einer Eisenbahnangst die Furcht vor einem Unglück, vor dem Eingeschlossensein, vor Ansteckung und Beschmutzung, vor einem sexuellen Abenteuer mitspielen. Für die Behandlung ist es aber wichtig, die genaue Angstquelle zu kennen.

Von der phobischen Angst sind die paranoiden Einstellungen und Befürchtungen zu unterscheiden. Wenn ein Kranker Angst hat, in ein Restaurant zu gehen, so kann dies phobisch begründet sein, weil er in der Menge Beklemmung spürt, von Panik befallen wird. Es kann aber auch sein, dass er Angst hat aufzufallen, ausgelacht zu werden, oder dass er meint, das Servierpersonal halte ihn für homosexuell oder für einen Spion. Die Unterscheidung ergibt sich aus der inneren Einstellung zur Angst. Im ersten Fall weiß der Kranke im Grunde, dass seine Angst irrational ist und dass das Problem in ihm selbst liegt. Im zweiten Fall liegt die Quelle der Angst beim Verhalten der Umgebung, sie ist nach außen projiziert.

Vermeidung angsterregender Situationen. Viele Phobiker richten ihr Leben so ein, dass sie angsterregende Situationen vermeiden können. Haben sie sich auf diese Weise mit ihren Ängsten arrangiert, dann werden sie u. U. nicht mehr darunter leiden und folglich auch nicht spontan darüber klagen. Man erfährt davon nur, wenn man die Lebensgewohnheiten genau exploriert und ausdrücklich auch nach Ängsten fragt. Für die Gesamtbeurteilung der Persönlichkeit ist aber das Ausmaß der Vermeidungen und der dadurch bewirkten Einschränkungen der Interessen möglicherweise geradeso wichtig wie die manifeste Phobie. Es können dann vom Kranken sekundäre Rationalisierungen zur

Erklärung der Vermeidungen angeboten werden, die die zugrunde liegende phobische Angst nicht ohne weiteres erkennen lassen; z. B. der Kranke reise nicht mehr, weil es zu Hause schöner sei, er keine Begleitung habe u. a.

3.6   Wahrnehmung

Differenziertere Feststellungen bzgl. der Funktion der Sinnesorgane gehören in den Rahmen der neurologischen Untersuchung. Aber auch ohne eine solche wird sich der Psychiater vergewissern, wie es mit der Seh- und Hörkraft des Kranken steht. Auch sonst wird er an den möglichen organischen Hintergrund bei Sinnesmissempfindungen denken, z. B. bei abnormen Geruchsempfindungen oder Sensibilitätsstörungen.

Eine größere Rolle spielen im Rahmen psychiatrischer Leiden aber Fehlinterpretationen von Sinneseindrücken, d. h. Verkennungen und Illusionen sowie eigentliche Sinnestäuschungen (Halluzinationen), also Wahrnehmungen ohne äußeren Anlass bzw. Gegenstand.

Neben dem Inhalt von Halluzinationen und dem Sinnesgebiet auf dem sie wahrgenommen werden, sollen auch die Umstände, unter denen sie auftreten, sowie die subjektive Einstellung des Kranken dazu, seine Vorstellungen bzgl. ihrer Verursachung, erfragt werden. Das Wissen um den Täuschungscharakter solcher Sinneseindrücke kann verschieden ausgeprägt sein und beim selben Kranken, je nach emotionaler Verfassung und den sonstigen Umständen, variieren.

3.6.1 Halluzinationen

Darunter versteht man Wahrnehmungserlebnisse ohne entsprechende gegenständliche Reizquelle, die für wirkliche Sinneseindrücke gehalten werden. Es kann auf sämtlichen Sinnesgebieten halluziniert werden, häufig auf mehreren gleichzeitig. Das Realitätsurteil ist mehr oder weniger eingeschränkt bis aufgehoben. Der Halluzinierende sieht, hört, riecht, schmeckt etwas, wofür kein sinnlicher Wahrnehmungsgegenstand, kein Objekt vorhanden ist. In gleicher Weise kann er auch an oder in seinem Leib etwas spüren ohne objektive Reizquelle.

Bei vielen Kranken kann die Tatsache des Halluzinierens unmittelbar aus der Art der Schilderung der Belästigungen, die sie erleben, entnommen werden. In anderen Fällen lässt sich das Halluzinieren in der Untersuchungssituation beobachten. So etwa, wenn der Kranke sich lauschend abwendet, unvermittelt eine abwehrende Handbewegung macht oder offensichtlich durch innere Erlebnisse vom Kontakt mit der Umwelt abgelenkt ist. In solchen Fällen wird man direkt fragen, was der Kranke eben erlebt hat, und – u. U. die Tatsache des Halluzinierens als selbstverständlich unterstellend – Auskunft darüber erbitten, was die Stimmen eben zu ihm gesagt hätten. Der Anfänger wird gut daran tun, solche direkten Fragen nur dann zu stellen, wenn er seiner Sache sicher ist, sonst wird er, wie oben ausgeführt, leicht das Zutrauen des Kranken verlieren und damit auch den Erfolg der Untersuchung gefährden. Er wird deshalb eher indirekt vorgehen und dem Kranken sagen, ihm scheine, er sei durch etwas abgelenkt oder in Anspruch genommen. Bestätigt der Kranke oder verneint er nicht, so wird der Arzt weiter explorieren und sich nach der Art der Störung erkundigen, allenfalls fragen, ob der Kranke Sachen sehe oder höre, die ihn beunruhigen würden. Man vermeide aber bohrende Fragen, versuche sich auch immer zu vergegenwärtigen, wie die Untersuchungssituation dem Kranken selbst vorkommen muss; und man vermeide, ihm Anlass zur Überzeugung zu geben, dass man ihn für verrückt halte.

Bei der Exploration von pathologischen Erlebnissen, wie sie Halluzinationen im Allgemeinen sind, geht man mit Vorteil von normalen alltäglichen Erscheinungen aus. Man wird also nach nächtlichen Träumen fragen, dann nach sonderbaren oder befremdlichen Erscheinungen im Übergang vom Wachen zum Schlafen und kann die Bemerkung beifügen, dass in dieser Situation manche Leute besondere Sinneseindrücke hätten, eine Art Wachtraum, in dem Visionen oder Töne und Stimmen wahrgenommen würden. Man wird den Patienten danach fragen, wie er nachts schläft, ob er oft gestört werde, welches die Natur dieser Schlafstörungen sei, ob er oft schwere Träume habe, ob er im Dunkeln Angst verspüre, worauf diese Angst beruhe. Anschließend kann man nach solchen Erlebnissen am Tag fragen, nach ungewöhnlichen Erscheinungen, die er üblicherweise nicht hatte.

Jedem ist auch verständlich, dass man im heftigen Affekt, in Angst oder Wut Dinge verkennt oder doch bedrohlicher erlebt, als sich nachträglich herausstellt. Man wird also den Kranken nach solchen Erfahrungen befragen und beifügen, dass manche Menschen, wenn sie sich intensiv in Gedanken mit etwas beschäftigen müssten, seien es Menschen oder Dinge, den Eindruck bekämen, sie hörten oder sähen diese leibhaftig. Gibt der Kranke zu erkennen, dass er solche Erfahrungen gemacht hat, so wird man genauer nach den Umständen fragen, nach Zeit und Ort dieser Erlebnisse, seiner damaligen seelischen Verfassung, seiner eigenen Interpretation dieser Vorkommnisse, ob sie damals und auch heute noch Realitätscharakter für ihn hätten oder ob er sie als Trugwahrnehmungen erkannte. Wie ausführlich der Kranke Auskunft auf solche Fragen geben kann, hängt natürlich von seinem gegenwärtigen Befinden ab, aber auch von seiner generellen Fähigkeit, seelische Vorgänge zu beschreiben; dies wird wiederum stark durch seine Beziehung zum Untersucher und seine Vorstellungen über die Untersuchungssituation beeinflusst.

Vielen Kranken, besonders schizophrenen, fehlen die Worte, um ihre abnormen Erlebnisse zu beschreiben. Diese sind so anders, so verschieden von den bisherigen Erfahrungen, dass die üblichen Begriffe für sie gar nicht zutreffen. Es kann deshalb unter Umständen eine sorgfältige Exploration notwendig sein, bis einigermaßen deutlich wird, welche Qualität die Erlebnisse des Kranken haben, und was er mit den Wörtern eigentlich meint, die er zu ihrer Beschreibung verwendet.

Oft ist nicht leicht zu entscheiden, ob die vom Kranken beschriebenen Erlebnisse Halluzinationen, Illusionen, Wahnideen oder bloße Vorstellungen sind. Nur die genaue Exploration kann zur Unterscheidung verhelfen, wobei zu beachten ist, dass Vorstellungen und Wahnideen im inneren, subjektiven Raum erscheinen, während Halluzinationen mit Bezug auf diesen von außen kommen, mithin Objektivitätscharakter haben, wie Jaspers (1948, S. 59) sagt. Oft liegt die Unmöglichkeit der genauen psychopathologischen Diagnose aber nicht nur an der Unfähigkeit des Kranken, exakte Angaben zu machen, sondern daran, dass die Wirklichkeit viel mannigfaltiger ist, als es die dem Psychiater zur Verfügung stehenden theoretischen Kategorien sind. Wichtiger als eine Etikette ist deshalb die genaue Beschreibung der Erlebnisse des Kranken, möglichst in seinen eigenen Worten.

Akustische Halluzinationen

Hat der Kranke äußern können, dass er Stimmen oder Töne wahrnehme (obwohl niemand anwesend ist), die er mit den Ohren höre und die nicht »lebhaften Phantasien« (Pseudohalluzinationen) entsprächen, dann wird man sich einmal nach dem genauen Inhalt dieser Stimmen erkundigen, ferner nach deren Herkunft, ob sie dem Kranken bekannten oder unbekannten Personen gehören, männlich oder weiblich sind. Wichtig ist auch, welche Gedanken sich der Patient bzgl. der Übertragung der Stimmen gemacht hat, ob die sprechenden Personen versteckt in der Nähe anwesend sind, durch die Wände sprechen können oder z. B. Heizungs- und Wasserleitungsröhren benutzen. In vielen Fällen hört der Kranke die Stimmen aus dem Radio und Fernsehapparat, wobei dann zu entscheiden ist, ob es sich um Beziehungsideen, Illusionen oder eigentliche Halluzinationen handelt. Um eine Wahnwahrnehmung würde es sich handeln, wenn der Kranke den Radiosprecher richtig hört, aber z. B. die Nachricht über ein Verbrechen auf sich bezieht und meint, es werde durch irgendein Begleitgeräusch oder eine Formulierung signalisiert, er sei der Täter. Man muss sich sehr detailliert danach erkundigen, was der Kranke tatsächlich mit seinen Ohren gehört hat und welche Bedeutung er dem Gehörten zuschreibt. Viele schizophrene Kranke können sehr gut unterscheiden zwischen halluzinierten Stimmen, die sie aus dem Radio hören, auch wenn der Apparat abgeschaltet ist, und den wirklichen Sendungen. Im Gespräch können sie aber bald das eine, bald das andere meinen, wenn sie von Radionachrichten sprechen.

Sorgfältige Beachtung verdient die Stärke der Überzeugung des Kranken, dass es sich bei den halluzinierten Stimmen um Lautquellen handle, die außerhalb von ihm selbst liegen. Bei organisch bedingten Delirzuständen kann der Kranke oft zeitweise den Trugcharakter erkennen und nachträglich das Krankhafte des Zustandes zugeben. Bei Schizophrenen gibt es alle Übergänge vom Stimmenhören mit außerhalb des Kranken liegender Lautquelle sowie Stimmen, die aus ihm selbst kommen, bis hin zu Gedankeneingebung und Gedankenlautwerden.

Für die Diagnose sind die Art der Halluzinationen, die Umstände ihres Auftretens, der Verlauf und die Einsichtsfähigkeit des Kranken in den Trugcharakter wichtiger als der Inhalt. Dieser hingegen liefert Hinweise auf die Art der Konflikte und kann dazu beitragen, die Lebenssituation des Kranken besser zu verstehen.

Optische Halluzinationen

Was über die akustischen Halluzinationen gesagt wurde, gilt in gleicher Weise auch für die optischen. Man wird versuchen, vom Patienten eine möglichst eingehende Schilderung der Visionen zu erhalten, ihrer Beziehung zu den realen Objekten, ihrer sinnlichen Qualität, Dauer, Ausdehnung, Bewegung, Bedeutungsgehalt. Auch hier wird man den Umständen des Erscheinens große Beachtung schenken. Treten sie nur nachts im Dunkeln auf? Am Tag? Wenn der Kranke allein ist? Nur an bestimmten Orten? – Wie reagiert er darauf? Erschreckt, angstvoll, gleichmütig, amüsiert?

Geruchs- und Geschmackshalluzinationen

Geruchs- und Geschmackshalluzinationen kommen oft gemeinsam vor, werden vom Kranken sprachlich auch nicht immer auseinander gehalten. Wenn der Kranke nicht spontan von Geruchsbelästigungen spricht, kann man fragen, ob er unangenehme Gerüche in seiner Wohnung oder am Arbeitsplatz wahrnimmt, die früher nicht vorhanden waren und die ihn beunruhigen.

Häufig wird er eine Erklärung dafür haben, nämlich dass es sich um Gas oder Staub handelt, die, um ihn zu schädigen, eingeblasen würden. In gleicher Weise kann er in den Speisen einen giftigen oder ekligen Geschmack verspüren, was nicht selten dann im Rahmen von Verfolgungsideen interpretiert wird.

Taktile und Körperhalluzinationen

Es gibt alle Übergänge von umschriebenen, lokalisierbaren Hautempfindungen von voller, sinnlicher Realität, wie Insektenkrabbeln, Nässe, Berührungen, Stiche usw., bis zu diffusen Empfindungen des Elektrisiert- und Bestrahltwerdens, die der Kranke nicht mehr auf der Haut lokalisiert, sondern im ganzen Körper spürt. Auch lässt sich oft nicht entscheiden, ob es sich mehr um taktile Halluzinationen, um Körperhalluzinationen, die innere Organe betreffen, oder um Wahnideen handelt. Diese Unterscheidung ist weniger wichtig als die Abgrenzung von organisch bedingten Parästhesien, von echten körperlichen Leiden und von realen äußeren Einflüssen, was besonders bei Schizophrenen schwierig sein kann. Wenn ein Schizophrener zu spüren glaubt, wie eine Schlange in seinem Leib rumort, kann er daneben noch Symptome eines Magenkarzinoms haben. Man wird sich bei psychisch Kranken nie aufgrund der Schilderung absurder Leiberlebnisse mit der Diagnose von Körperhalluzinationen zufrieden geben, sondern immer eine sorgfältige körperliche Untersuchung vornehmen, die allein gestatten kann, eine gleichzeitig vorliegende, körperliche Erkrankung auszuschließen.

3.6.2 Pseudohalluzinationen

Im Gegensatz zu den echten Halluzinationen wird der Trugcharakter vom Patienten unmittelbar oder doch bald nachher erkannt. Sie kommen am ehesten vor dem Einschlafen im Dunkeln vor, in Affektzuständen, in der schweren Erschöpfung (Fata Morgana), in histrionischen Ausnahmezuständen u. a. Der Übergang zu echten Halluzinationen ist fließend, und oft ist der Gesamtbefund für die Zuordnung entscheidend.

3.6.3 Illusionen

Illusionäre Verkennungen sind dadurch gekennzeichnet, dass etwas wirklich gegenständlich Vorhandenes für etwas anderes gehalten wird, als es wirklich ist. Illusionen sind also krankhaft verfälschte, wirkliche Wahrnehmungen (AMDP 2007, S. 75).

Sie kommen auf optischem und akustischem Gebiet vor, als Personenverkennungen, als auf den Kranken gemünzte Gesprächsfetzen, die er als Außenstehender mitanhört usw. Meist ergeben sich Hinweise auf illusionäre Verkennungen aus den spontanen Schilderungen, wobei dann die Natur der fraglichen Wahrnehmungen genauer exploriert werden muss. Wenn z. B. der Kranke erzählt, dass er auf der Straße von Passanten immer wieder Schimpfwörter höre, kann es sich sowohl um Illusionen als auch Halluzinationen handeln. Dass solche Erlebnisse aber auch einmal der Realität entsprechen können, wird man ebenfalls in Betracht ziehen und genau fragen, was solchem Betragen der Passanten vorausging und wie sich der Kranke verhielt.

Illusionen kommen auch bei Gesunden vor, man denke nur an die Pareidolien, die Schatten-, Wolken- oder Klecksbilder. Ob sie psychopathologische Bedeutung haben, ergibt sich nur aus dem Gesamtbefund. Selten wird man auch außersinnliche, parapsychologische Erscheinungen bedenken, wobei meist der Kranke solche Erscheinungen behauptet, während der Psychiater sie als illusionäre Verkennungen identifiziert.

3.7   Grundstimmung und affektive Ansprechbarkeit

Unter Stimmung wird nach Kretschmer (1963, S. 67) die gleichmäßige, diffuse Gesamtlage des Gefühlszustandes über längere Zeitstrecken verstanden; als Affekte bezeichnet er die kurzdauernden, umschriebenen, starken Gefühlsabläufe wie Wut, Angst, Trotz, Verzweiflung, freudige Erregung u. a. Gefühle sind die relativ einfachen Einzelvorgänge elementarer Art wie Freude, Ärger, Trauer, Mitleid, Zuneigung u. a. Emotion ist synonym mit Gefühl und Affekt. Trotz vieler Versuche in Lehrbüchern, diese Kategorien zu unterscheiden, erscheinen sie nicht trennscharf genug und es ist wohl kein Fehler, die Begriffe Gefühl, Affekt, Emotion und Stimmung synonym zu gebrauchen. Es soll dann lieber beim einzelnen Affekt dessen Natur und Auftretensdynamik beschrieben werden. Das AMDP-System zählt die folgenden affektiven Symptome auf (Definitionen s. dort):

- ratlos,
- Gefühl der Gefühllosigkeit,
- affektarm,
- Störung der Vitalgefühle.
- deprimiert,
- hoffnungslos,
- ängstlich,
- euphorisch,
- dysphorisch: missmutig, mürrisch, moros, nörgelnd u. a.,
- gereizt, innerlich unruhig,
- klagsam/jammerig,
- Insuffizienzgefühle,
- gesteigerte Selbstwertgefühle,
- Schuldgefühle,
- Verarmungsgefühle,
- ambivalent,
- Parathymie,
- affektlabil,
- affektinkontinent und
- affektstarr.

Vorherrschende Stimmung und Affekte sind im Laufe des Untersuchungsgesprächs eigentlich immer beurteilbar, sofern dieses nur genügend lange dauert und dem Kranken überhaupt Gelegenheit gibt, sich auch affektiv mitzuteilen. Dazu ist v. a. eine vertrauensvolle, dem Patienten entgegenkommende Atmosphäre nötig. Erfahren werden die Gefühle und Stimmungen durch Einfühlung und durch die verbalen Beschreibungen des Kranken über seinen Gefühlszustand. Speziell zu fragen ist nach Tagesschwankungen der Stimmung (zirkadiane Veränderungen). Recht typisch ist die abendliche Stimmungsaufhellung bei depressiven Episoden. Wichtig ist, dass der Kranke dazu gebracht wird, seine Stimmungen und Affekte in Worte zu fassen und sie auf diese Weise bewusst zu erleben. Darin liegt ein wichtiger therapeutischer Vorgang, sind es doch gerade die Stimmungen und Affekte, die meist den Hauptanlass für die Beunruhigung des Kranken und für die Störung seines Wohlbefindens bilden.

Zu beachten ist ferner der Umgang des Patienten mit seinen Emotionen. Wie reagiert er auf Ärger, Wut, Angst, Verzweiflung? Was löst solche Affekte aus? Was zeigt der Patient nach außen? Was empfindet er innerlich? Welchen Einfluss haben die Affekte auf die Beziehungen des Kranken zu seiner Umgebung?

In den Bereich der tiefenpsychologischen Interpretation gehören die Abwehrvorgänge des Kranken gegenüber konflikthaften Affekten. Ihr Verständnis ist zur Erfassung neurotischer Konflikte und der damit zusammenhängenden Symptome unerlässlich.

Bei aller Einfühlung und Beobachtung der affektiven Äußerungen des Kranken muss sich der Arzt ständig fragen, wie weit diese den dazugehörigen Erlebnisinhalten des Kranken adäquat sind. Auffällige Diskrepanzen sind ein schwerwiegendes, psychopathologisches Symptom.

3.7.1 Depressive Verstimmung, Depression

Im ▶ Abschn. 3.7 (s. oben) sind die häufigsten Verstimmungen und Gefühlsstörungen aufgezählt, die in der Untersuchungssituation zu beachten sind. Besondere praktische Bedeutung hat die Erkennung des depressiven Syndroms. In ausgeprägten Fällen zeigt es sich schon in der Bewegungsarmut, dem traurigen oder erstarrten Gesichtsausdruck, der gebeugten Haltung und dem schleppenden Gang. Nicht selten stehen aber ängstliche Unruhe, inneres und äußeres Getriebensein, Jammern und Verzweiflung im Vordergrund. Ist die depressive Verstimmung nicht derart offensichtlich, dann muss u. U. in geeigneter Weise danach gefragt werden. Depressiv Kranke klagen spontan oft nur über körperliche Beschwerden, v. a. Schlafstörungen sowohl des Ein- wie des Durchschlafens, über Appetitlosigkeit, Kopfdruck, Schwindelgefühle, Obstipation, Druck auf der Brust, Gefühl der Beklemmung, Müdigkeit, Erschöpfbarkeit u. a.

Man wird solche Patienten in teilnehmender Weise fragen, ob sie sich bedrückt und niedergeschlagen fühlen, keine Freude mehr spüren können, die Hoffnung verloren haben; ob sie sich wegen bestimmter Ereignisse Vorwürfe machen, Schuldgefühle haben, vom Gedanken nicht loskommen, ein Versager zu sein. Der Untersucher wird sich auch in verständnisvoller und keineswegs inquisitorischer Art erkundigen, ob sich der Patient häufig in pessimistischen Grübeleien verliert, ob er sich zu alltäglichen Dingen kaum mehr entschließen kann, ob er sich von mitmenschlichen Kontakten zurückzieht, seine bisherigen Freizeitbeschäftigungen nicht mehr pflegt. Mit solchen Fragen verschafft sich der Untersucher ein Bild von der Grundstimmung des Kranken und seinem vorherrschenden Gefühl sowie dem Vorhandensein depressiver Gedanken-inhalte.

Die Bezeichnung larvierte Depression hat sich für jene Zustände einge-bürgert, bei denen der Kranke in erster Linie über körperliche Beschwerden klagt, die dahinter stehende depressive Verstimmung aber nur erkennbar wird, wenn man ihn in der beschriebenen Weise nach seiner inneren Befindlichkeit befragt.

3.7.2 Suizidrisiko

Bei Hinweisen auf eine depressive Verstimmung ist immer auch an das mög-liche Suizidrisiko zu denken. Seine Beurteilung gehört zum Schwierigsten einer psychiatrischen Untersuchung. Es ist mit Nachdruck darauf hinzuweisen, dass es keine sog. objektive Methoden dafür gibt. Einzig die direkten und indi-rekten Beobachtungen im Untersuchungsgespräch geben Aufschluss. Häufig wird der Patient nicht selbst Suizidgedanken im Gespräch erwähnen. In der psychopathologischen Befunderhebung soll der Psychiater immer von sich aus das Thema anschneiden. Er kann dies tun ohne befürchten zu müssen, zu einer suggestiven Verstärkung Anlass zu geben; im Gegenteil, das offene Ansprechen kann den Kranken entlasten.

Zu achten ist auf Faktoren in der Lebensgeschichte des Kranken, die allge-mein geeignet sind, das Suizidrisiko zu erhöhen. Dazu gehören:
- frühere Suizidversuche,
- Suizide in der Familie oder im nahen Bekanntenkreis,
- eine Depression, die durch ängstliche Unruhe und Getriebensein charak-terisiert ist,
- schwere Schuld- und Insuffizienzgefühle,
- wirklich oder vermeintlich unheilbare Krankheit und
- Verlust der bisherigen sozialen Stellung und des Ansehens.

Von Ringel (1969, S. 52ff) wurde ein präsuizidales Syndrom beschrieben, das sich aus situativer und affektiver Einengung, gehemmter und gegen die eigene Person gerichteter Aggression und Selbstmordphantasien aufbaut. Es kann auf dem Boden der verschiedensten psychiatrischen Krankheitsbilder entstehen, statistisch wohl am häufigsten im Rahmen depressiver Episoden, auf dem Hintergrund neurotischer und konstitutioneller Fehlentwicklungen und in akuten Krisen, die durch Verluste, Kränkungen, Enttäuschungen u. a. ausgelöst werden. Es sollte aber auch besonders bei Schizophrenien und beim chronischen Alkoholismus und anderen Abhängigkeitserkrankungen nicht vernachlässigt werden, auch wenn keine eigentliche Depression vorhanden ist.

Mitteilungen über Suizidgedanken, innere Schuldgefühle, Selbstvorwürfe, Hoffnungslosigkeit wird der Kranke nur machen, wenn er zum Psychiater Vertrauen gewonnen hat. Je mehr er aber Vertrauen fasst, je mehr das Untersuchungsgespräch zur konzentrierten Psychotherapie wird, desto eher wird eine wichtige Komponente des präsuizidalen Syndroms, nämlich die affektive Einengung, durchbrochen und aggressive Spannung, die sich gegen den Kranken selbst richtet, vermindert.

Es kann deshalb die scheinbar paradoxe Situation eintreten, dass ein Patient viel über Suizidgedanken erzählt, die ihn in echter Weise quälen, dass aber trotzdem das Suizidrisiko nicht so groß ist wie bei einem anderen Kranken, der nur einige nichtssagende Äußerungen vorbringt, auch sonst wenig mitteilsam ist und scheinbar beherrscht und distanziert wirkt.

Ob ein Kranker als suizidgefährdet bezeichnet werden muss, hängt von der Art und Weise ab, in der er über seine um Selbstmordhandlungen kreisenden Gedanken und Affekte spricht und wie stark man ihm die Kontrolle über solche Gedanken zutraut. Das Ausmaß seiner Mitteilungen und ihre Aufrichtigkeit hängen aber wiederum von der Beziehung zum Arzt ab. »Suizidrisiko« ist keine Größe, die irgendwie objektiv am Kranken erfasst werden könnte. Sie wird durch die Person des Untersuchers bestimmt, seine Bereitschaft zu hören und sich den Ängsten des Patienten auszusetzen. Gelingt ihm das, so kann im Gespräch erneut eine tragfähige mitmenschliche Beziehung entstehen, die für den Kranken eine erste neue Hoffnung in der Sinnlosigkeit der momentanen Situation bedeutet, wodurch die Gefahr der Selbstvernichtung bereits etwas vermindert wird. Die Bestimmung des Suizidrisikos lässt sich also nicht auf eine oder mehrere Testfragen reduzieren. Die Person des Untersuchers und seine Art der Beziehung zum Kranken haben dabei einen wesentlichen Anteil. Nach Suizidgedanken kann man in einer unaufdringlichen Weise im Zusammenhang mit den Zukunftsvorstellungen des Kranken fragen. Wenn er ausführt, er könne sich eine weitere Existenz nicht vorstellen, wenn der aktuelle Zustand sich nicht ändere, so kann man fragen, ob ihm denn das Leben verleidet sei. Je nach seiner Antwort können weitere Einzelheiten exploriert werden, nämlich Intensität der Suizidgedanken und mögliche Mittel zum Suizid. Hat der Kranke schon eigentliche Absichten gehegt, eventuell früher Suizidversuche unternommen? Was hat ihn bisher zurückgehalten? Oft bedeutet schon die offene Erörterung dieses ganzen Komplexes eine Erleichterung. Freilich ist entscheidend, dass der Arzt nicht in der Haltung des distanzierten Beobachters solche Fragen stellt, sondern aus echter Anteilnahme, die in dieser Situation an sich schon einen therapeutischen Faktor darstellt.

Frankl (1959, S. 428) hat beschrieben, wie er seine Kranken, bei denen er das Suizidrisiko abzuschätzen habe, offen frage, ob sie noch Selbstmordabsichten hegten. Wird diese Frage verneint, sei es, weil es der Wahrheit entspricht, sei es aus absichtlicher Verheimlichung, so kann man weiter fragen, was dem Kranken geholfen habe, sich von den Suizidabsichten innerlich zu distanzieren. Die Antwort auf diese Frage erlaubt u. U. einen Blick auf die innere Verfassung des Patienten, auf die widerstreitenden Kräfte, die in ihm wirksam sind. Ob man freilich auf solche Fragen relevante Antworten erhält, hängt wiederum von der ganzen Gesprächssituation ab.

Das Suizidrisiko kann selbstverständlich nicht ein für alle Mal beurteilt werden. Es kann sich täglich, ja stündlich verändern, je nach der momentanen inneren Verfassung des Kranken, den eventuellen zusätzlichen Belastungen, Frustrationen, aggressiven Spannungen oder Tagesschwankungen der depressiven Verstimmung. Man wird also bei depressiv Kranken immer daran denken müssen und sich ständig fragen, ob das Risiko tragbar sei oder ob neue therapeutische bzw. sichernde Maßnahmen am Platze seien.

Es wurde gesagt, die Tätigkeit des Psychiaters wäre in einer kaum vorstellbaren Weise entlastet, wenn es das Suizidrisiko nicht mehr gäbe. Daran ist sicher etwas Wahres, und jeder psychiatrische Praktiker kennt die sorgenvollen Zweifel, ob er bei einem depressiven Kranken genügend vorgesorgt oder ob er nicht zu optimistisch gedacht habe. Wohl jeder Psychiater mit eigener Verantwortung wird früher oder später den Suizid eines seiner Patienten beklagen müssen, bei dem entweder das Risiko falsch eingeschätzt oder die Sicherung ungenügend durchgeführt worden ist. Mit anderen Worten: Irrtümer und Fehleinschätzungen sind trotz sorgfältiger Untersuchung nicht selten, ja lassen sich nie ganz vermeiden, weil man dem Kranken auch nicht mehr an Freiheitsbeschränkung zumuten darf als unbedingt notwendig. Man kann also sozusagen auf beiden Seiten der Entscheidung Fehler machen. Wichtiger als die »objektive Beurteilung« des Suizidrisikos ist der tragfähige, psychotherapeutische Kontakt zum Kranken, der gleichzeitig die Suizidgefahr verringern kann.

3.7.3 Manisches Syndrom

Deutliche Grade der manischen Verstimmung sind meist ohne Schwierigkeiten zu erkennen. Der Patient fällt durch seinen ideenflüchtigen Rededrang, die Logorrhö auf, ferner durch das distanzlose, egozentrische, von der eigenen außerordentlichen Bedeutung überzeugte Verhalten. Lange nicht immer herrscht aber die frohe, euphorische Stimmung vor, wie sie zur klassischen Beschreibung der Manie gehört. Manche Kranke sind eher angetrieben gespannt, in ihrem Betätigungsdrang dauernd leicht gereizt oder sogar aggressiv. Der Anfänger übersieht dann gelegentlich die manische Verstimmung, weil er meint, der Kranke müsse sich euphorisch glücklich fühlen. Leichtere manische Verstimmungen sind oft nur bei genauer Exploration erfahrbar. Wichtige Hinweise geben die Veränderung des Schlafrhythmus und der motorischen Aktivität. Benötigt der Patient plötzlich deutlich weniger Schlaf, ohne am darauffolgenden Tag müde zu werden? Steht er am Morgen ungewöhnlich früh auf, um aktiv zu sein, z. B. Hausfrauen, die schon am frühesten Morgen entgegen sonstiger Gewohnheit die Wohnung zur täglichen Reinigung auf den Kopf stellen; andere, die nachts Briefe an alle möglichen Instanzen schreiben u. a. Man frage nach Zukunftsplänen, Einkäufen, sonstigen Geldausgaben in der letzten Zeit, nach neuen erotisch-sexuellen Interessen, nach Veränderungen in der Beziehung zu Familienangehörigen, bei denen der manisch Verstimmte auf Widerstand stößt. Meist erlebt der Patient diese Veränderungen subjektiv deutlich, besonders wenn sie einer depressiven Verstimmung folgen. Nur will er oft nicht wahrhaben, dass es sich jetzt nicht um seinen ausgeglichenen Habitualzustand handelt, sondern eben um eine Stimmungsverschiebung über das mittlere Maß hinaus. Die Phasenhaftigkeit der Stimmungsverschiebung kann ein wichtiges Indiz für die Diagnose sein, nur darf man nicht vergessen, dass manische Verstimmungen auch in anderem Zusammenhang als bei manisch-depressivem Kranksein, der bipolaren affektiven Störung, vorkommen.

3.8   Antrieb und psychomotorische Störungen

Antrieb ist gemäß AMDP-System die vom Willen weitgehend unabhängige Kraft, die die Bewegung aller seelischen Leistungen hinsichtlich Tempo, Intensität und Ausdauer bewirkt. Sie wird in erster Linie am Ausdrucksverhalten bzw. der Psychomotorik erkannt.

Unterschieden werden die folgenden Veränderungen (Definitionen s. AMDP-System):

- antriebsarm,
- antriebsgehemmt,
- antriebsgesteigert und
- motorisch unruhig.

Ferner gehören hierher komplexe, qualitativ abnorme Bewegungsabläufe, die oft Gestik, Mimik und Sprache betreffen:

- Parakinesen: Stereotypien, auch Wortstereotypien (Verbigeration), Automatismen, Echosymptome, Verharren in unnatürlicher Haltung (Katalepsie), das Erstarren in (schreckhafter) Haltung (Kataplexie),
- maniert-bizarres Verhalten,
- theatralisches Verhalten,
- Mutismus und
- Logorrhö.

Katalepsie kommt wohl am häufigsten bei Schizophrenen vor, jedoch auch bei Hirnkranken. Zur Unterscheidung kann helfen, dass sie bei Schizophrenen in hohem Maß psychisch beeinflussbar ist. Einfache motorische Stereotypien wie Wischen, Reiben, Nesteln, Schmatzen u. a. sind v. a. bei Hirnkrankheiten zu beobachten; kompliziertere Stereotypien, Befehlsautomatie, Echosymptome häufiger bei Schizophrenen, wo sie meist eine verborgene Bedeutung haben.

Die Registrierung der psychomotorischen Äußerungen in Haltung, Gang, Mimik und Gestik gehört ebenso zur vollständigen Untersuchung, wie das Hinhören auf die gesprochenen Worte des Kranken. Vor allem sind dabei auch Hinweise auf neurologische Ausfälle zu beachten, motorische Ungeschicklichkeiten, Tremor, Dyskinesien, choreatische Störungen u. a. Als Akathisie wird eine Bewegungsunruhe der Beine bezeichnet, die als Nebenwirkung der Neuroleptika auftritt. Der Kranke kann nicht ruhig sitzen bleiben, trippelt herum.

Sorgfältig sind affektive Ausdrucksbewegungen wahrzunehmen, ängstliches und nervöses Zittern, Zeichen innerer Spannung, ärgerliche und verächtliche Handbewegungen, Tics und Manierismen. Wie ist die übliche Haltung des Kranken? Drückt sie vertrauensvolle Zuwendung, misstrauische Zurückhaltung, offene Ablehnung, depressive Ratlosigkeit, heitere Gelassenheit u. a. aus? Ist sein Verhalten distanzlos, anbiedernd, im landläufigen Sinn »unanständig« durch Rülpsen, Schnalzen, Gähnen, Kratzen, Flatus lassen?

Schon bei der ersten Begegnung, der Begrüßung, auf dem Weg zum Interviewort und schließlich im Untersuchungsgespräch selbst wird der Arzt auf den Schwung, die Elastizität, die Präzision, Sicherheit und Balance sowie den Grad der mimischen und gestischen Äußerungen des Patienten achten. Zeigt er spärliche oder lebhafte Mimik? Ergreift er spontan die Initiative? Versinkt er, wenn nicht dauernd angeregt, in passives Schweigen? Erlebt der Kranke diesen möglichen Mangel an Energie oder empfindet er seine an sich vorhandene Energie und Initiative eher als gehemmt? Das heißt, er möchte gern, bringt den Anlauf aber nicht zustande. Gegensätzlich dazu ist der motorisch unruhige Mensch mit oft ziellos ungerichteter Aktivität, die sich evtl. nur im Händeringen, ticartigen Bewegungen u. a. äußert.

Die mehr qualitativen Störungen des Antriebs und der Psychomotorik wie maniriert-bizarres, theatralisches, logorrhoisches oder im Gegenteil mutistisches Verhalten erschließen sich im direkten Kontakt mit dem Kranken ohne Mühe. Freilich wird man nicht vorschnell solche Qualifikationen annehmen und besonders bei Patienten, die aus anderen Kulturen stammen, in Rechnung stellen, dass nicht überall dieselben Normen des Verhaltens gelten.

3.9 Andere Störungen

Das AMDP-System fasst hier eine Anzahl von Verhaltensstörungen und besonderen Einstellungen zusammen, die z. T. direkt beobachtet werden können, besonders bei hospitalisierten Kranken, z. T. exploriert werden müssen. Selbstverständlich verlangt eine sorgfältige und vollständige Untersuchung, dass auch alle nichtverbalen Äußerungen des Kranken ständig registriert werden. Dazu gehören besonders nichtverbale Äußerungen von Emotionen, der Grad der Hilfs- und Betreuungsbedürftigkeit im Zusammenhang mit der Untersuchung und besonders im Alltag. In welchem Ausmaß versorgt der Kranke sich selbst, wie ist seine Körperpflege? Ernährt er sich selbst genügend? Lehnt er die

Nahrungsaufnahme mehr oder weniger deutlich ab? Isoliert er sich von seiner Umgebung?

Wie steht es mit seinem mitmenschlichen Kontaktverhalten bzw. seinem Kontaktbedürfnis? Ist er zurückhaltend, scheu, einzelgängerisch, anklammernd, distanzlos, dominierend, umtriebig, klebrig, querulatorisch, aggressiv nur verbal oder auch mit Neigung zu Tätlichkeiten? Zeigt er selbstbeschädigende Tendenzen wie das stereotype bzw. zwanghafte Haare-Ausreißen, Aufkratzen der Haut, Einstechen von Nadeln, Kopf an die Wand schlagen u. a.?

Wichtig ist auch, sich ein Urteil darüber zu bilden, in welchem Ausmaß der Patient sich selbst krank fühlt. Empfindet er die von ihm genannten Veränderungen als Leiden, kann er sie als krankhafte Erlebnis- und Verhaltensweisen anerkennen, oder hält er sich nicht für krank? Häufig, aber nicht immer, folgen aus diesen Einstellungen eine positive oder negative Haltung gegenüber der Behandlung und die Bereitschaft oder das Widerstreben gegenüber der Zusammenarbeit mit dem Arzt.

Zu beachten sind auch die deutlichen zirkadianen Schwankungen von depressiven, gelegentlich auch manischen Syndromen. Wie ist der Verlauf im 24-h-Rhythmus? Gibt es eine deutliche Periodizität? Aber auch andere periodische Veränderungen (z. B. jahreszeitliche oder parallel dem Menstruationszyklus), die gerade bei depressiven Syndromen häufig sind, müssen sorgfältig erfragt werden.

3.10 Intelligenz

3.10.1 Hinweise aus der Lebensgeschichte

Die wichtigsten Hinweise auf das intellektuelle Niveau des Kranken ergeben sich aus der Lebensgeschichte.

In den meisten Fällen, wird man aus der Lebensgeschichte genügend Anhaltspunkte gewinnen, um sagen zu können, ob das Intelligenzniveau des Patienten wenigstens durchschnittlich ist, sofern nicht eine spezielle Fragestellung eine genaue Bestimmung notwendig macht.

Besondere diagnostische Bedeutung haben die Fälle von Minderbegabung, wo das intellektuelle Defizit bzw. seine sozialen Folgen von anderen psychopathologischen Syndromen abzugrenzen sind, z. B. von einer Depression oder einer leichten Demenz.

Aus der Lebensgeschichte können zur Beurteilung der Intelligenz herangezogen werden:

- Schulerfolg,
- Berufsausbildung,
- erreichte Stellung im Beruf,
- Nebenbeschäftigungen und
- allgemeine Interessen.

Freilich hat das zur Voraussetzung, dass der Psychiater selbst über sichere Kenntnisse des Schulsystems verfügt, das der Patient durchlaufen hat, dass er die theoretischen Anforderungen der verschiedenen Berufe etwas kennt und die Stellung im Beruf nicht nur nach einer Etikette beurteilt, sondern sich genau vergewissert, was für Kompetenzen und Verantwortlichkeiten damit verbunden sind.

3.10.2 Spezielle Prüfung der Intelligenz im Untersuchungsgespräch

Genügen die Angaben aus der Lebensgeschichte nicht, z. B. weil eine offensichtliche Diskrepanz zwischen angeblichem Schulerfolg und erreichter beruflicher Position oder ein Missverhältnis zwischen beruflichen Fähigkeiten und Ansprüchen des Kranken erkennbar werden oder differenzialdiagnostische Überlegungen eine genauere Bestimmung notwendig machen, wird man zunächst im Untersuchungsgespräch eine kleine Prüfung vornehmen. Dabei gilt es besonders behutsam vorzugehen, um den Kranken nicht zu verletzen oder bloßzustellen. Intelligenzmangel bedeutet in unserer Gesellschaft meist eine schwere Kränkung für die Persönlichkeit. Die Qualifikation »böse«, »schlecht« oder »faul« wird von vielen Menschen viel leichter ertragen als »dumm«. Dem hat der Psychiater Rechnung zu tragen, will er nicht die Beziehung zum Kranken unnötig belasten oder gar die therapeutische Einwirkungsmöglichkeit verbauen. Man wird also, wo immer möglich, dem Patienten dazu verhelfen, das Gesicht zu wahren und Entschuldigungen für Nichtwissen bereitwillig entgegennehmen oder ihm selbst welche anbieten, z. B. mit der Bemerkung, dass viele Leute die betreffende Frage auch nicht beantworten könnten, oder dass es wirklich schon lange her sei, seit er die Schule verlassen und dass er verständlicherweise deshalb vieles vergessen habe. Das subjektive Gefühl des Ungenügens kann auch dadurch gemildert werden, dass gegen Schluss der Prüfung immer leichtere Fragen gestellt werden, die der Patient sicher beantworten kann.

Wenn eine Intelligenzprüfung im Rahmen des Untersuchungsgesprächs notwendig ist, dann wird man sie vielseitig gestalten und sich keinesfalls mit einigen Rechenaufgaben zufrieden geben. Man wird sich jedoch an elementare Kenntnisse und Fähigkeiten halten müssen und darf bei Erwachsenen hinsichtlich des Schulwissens keine zu hohen Anforderungen stellen. Der Untersucher sollte sich deshalb für den Routinegebrauch eine Reihe von Testfragen zurechtlegen, die am besten immer in gleicher Form verwendet werden. Nur auf diese Weise wird er einen eigenen Maßstab für die Qualität der Antworten erhalten.

Prüfung des allgemeinen Wissens

Vom Gesunden, der in Mitteleuropa die Schule besucht hat, darf man Folgendes erwarten:

- Beherrschung der Grundoperationen des Rechnens, also Addition, Subtraktion, Multiplikation und Division, z. B.
  59+83=
  113−75=
  12×13=
  die Hälfte von 99=
- In der Regel wird er auch einen Dreisatz oder mit Prozenten rechnen können, z. B.
  Wenn 5 Eier Fr. 1,60 kosten, wie viel kosten dann 7 Eier?
  Die Bank gibt auf dem Sparheft 4,5% Zins. Wieviel beträgt der Jahreszins, wenn das Sparheft Fr. 600,– enthält?
- Die Kenntnis der Maße und Gewichte, der Uhr- und der Fahrplanzeit darf man beim Gesunden ebenfalls voraussetzen, z. B.
  Wie viele Meter hat 1 Kilometer?
  Wie viele Millimeter hat 1 Meter?
  Wie viele Gramm hat 1 Pfund?
  Uhrzeit genau ablesen: Wenn der Zug nachmittags 10 min vor 5 Uhr fährt, welche Zahl steht dann im Fahrplan?
- Zum allgemeinen Wissen, das man voraussetzen darf, gehört die Kenntnis der Jahreszeiten, der Himmelsrichtungen und des Wechsels von Tag und Nacht.

Wieviele Tage hat das Jahr? Wieviele ein Schaltjahr?

Warum wird es Tag und Nacht?

Wo geht die Sonne auf?

Wenn diese Richtung nach Norden zeigt, wo ist dann Westen?

- Zum allgemeinen Wissen aus Erfahrung gehören auch die Antworten auf folgende Fragen:

  Wie viele Kilometer geht ein Wanderer pro Stunde bequem? Wieviel Zeit benötigt er für 1 km?

  Welchen Treibstoff benötigt ein Auto, ein Motorrad?

  Mit welcher Kraft fährt die Eisenbahn?

  Verkehrstafeln für allgemeines Fahrverbot, für Einbahnstraßen?

Abstraktionsvermögen

Zusätzlich zum allgemeinen Wissen müssen auch die Denkleistungen und besonders das Abstraktionsvermögen geprüft werden, z. B.

- Mit Unterschiedsfragen, »Was ist der Unterschied zwischen...?«:

  Begriffspaare: Kind/Zwerg, Soldat/Polizist, See/Fluss, Dampf/Rauch, Lüge/Irrtum, geschickt/gescheit, zweifeln/verzweifelt

- Mit Gemeinsamkeiten finden, »Was ist das Gemeinsame von …?«:

  Begriffspaare: Wolf – Löwe, Apfel – Banane, Lob – Tadel

- Mit Sprichwörtern, »Was bedeutet, wenn jemand sagt…?«:

  Der Apfel fällt nicht weit vom Stamm.

  Wer anderen eine Grube gräbt, fällt selbst hinein.

  Wie man in den Wald ruft, so tönt es zurück.

- Mit Begriffsgegensätzen:

  Was ist das Gegenteil von: hoch – gut – nass – tapfer – kalt?

- Mit Begriffsbestimmungen:

  Was versteht man unter Horizont?

  Wie verwandt ist ein Vetter?

  Was ist ein Laie?

- Mit der Erklärung von Fremdwörtern:

  Was ist ein Abonnement?

  Was bedeutet seriös?

  Was bedeutet prinzipiell?

Analyse des schriftlichen Lebenslaufs

Gute Hinweise auf Bildung, Intelligenz und das Denkvermögen gibt auch ein schriftlicher Lebenslauf, wobei neben dem Inhalt und dem Wortschatz die Syntax und die Orthographie beachtet werden.

Grundsätzliches zu Intelligenzprüfungen. Für die Beurteilung der Antworten auf Intelligenzfragen kommt es weniger darauf an, wie exakt der Patient eine Aufgabe lösen kann, als auf die Art und Weise, wie er die Aufgabe anpackt, den Grad der Abstraktionsfähigkeit, ob er an Äußerlichkeiten hängen bleibt oder das Wesentliche erkennt.

In der Regel wird man eine solche Prüfung nicht wie ein Schulexamen durchführen. Das könnte leicht den Widerstand des Kranken wegen unguter Schulerinnerungen heraufbeschwören und seine Mitarbeit infrage stellen. Immerhin kann man Fragen nach dem allgemeinen Wissen im Zusammenhang mit der Gedächtnisprüfung anbringen. Ein schlechtes Gedächtnis zu haben, ist sozial nicht diskriminierend. Man wird also zuerst nach Schulerinnerungen fragen, dann ihm erklären, man wolle nun sehen, an wie viel vom seinerzeitigen Schulstoff er sich noch erinnern könne, und dann z .B. einige Rechenaufgaben vorlegen. Wenn möglich, wird man die Prüfung unterteilen und je nach dem Verlauf des Gesprächs sich bietende Gelegenheiten nutzen, um den Kranken zu bitten, ein von ihm gebrauchtes Fremdwort doch zu erklären oder Unterschiede klarzulegen. Der erfahrene Untersucher wird es auf diese Weise meist nicht nötig haben, den Kranken direkt mit Fragen nach allgemeinem Wissen und Denkvermögen zu konfrontieren, oder nur dann, wenn auch dem Patienten klar gemacht werden kann, dass nun eine genauere Kenntnis seiner Fähigkeiten in seinem eigenen Interesse liegt. Wenn genauere Abklärungen notwendig sind, wird man heute im Übrigen einen standardisierten Intelligenztest durchführen oder vom klinischen Psychologen durchführen lassen. Wenn der Patient bereit ist, sich einer Testuntersuchung zu unterziehen, dann macht meist auch die Applikation eines Intelligenztests keine Schwierigkeiten.

3.11 Sexualität

In Abschn. 2.2.3, unter »Themen, die die Erhebung der Lebensgeschichte berühren sollten«, S. 22f., wurde auf Sexualität, Partnerbeziehungen, Ehe als Themen hingewiesen, die bei der Erhebung der Lebensgeschichte angesprochen werden sollten. Trotz Liberalisierung im Bereich sexueller Verhaltensweisen macht die unbefangene Sexualanamnese vielen Patienten (und Ärzten) Mühe. Die Art des Vorgehens und Fragens wird deshalb meist dafür verantwortlich sein, ob relevante Informationen erhältlich sind. Fragen nach der Sexualität sollen nicht für den Schluss des Untersuchungsgesprächs aufgespart und dann gewissermaßen nebenbei gestellt werden. Das würde dem Patienten die Vorstellung vermitteln, der Arzt halte dieses Problem für nebensächlich. Am besten ist es, solche Fragen im passenden Zusammenhang einzufügen, z. B. bei der Besprechung des Tagesablaufs und gemeinsamer Aktivitäten bei Männern, die mit einer Partnerin zusammenleben; bei Frauen im Anschluss an Fragen nach Menarche, Menstruation, Beschwerden und Unregelmäßigkeiten dabei.

Sehr wesentlich ist bei der Sexualanamnese die vom Arzt benutzte Wortwahl. Grundsätzlich soll er sich im ganzen Untersuchungsgespräch bemühen, die Sprache des Patienten zu benutzen. Angesichts der Tabuisierung des gesamten Sexualbereichs kann das u. U. dem Arzt nicht leicht fallen. Auf alle Fälle müssen deutliche, dem Patienten verständliche Bezeichnungen verwendet werden und keine medizinische Fachsprache. Viele Patienten haben gar keine Wörter für den sexuellen Bereich oder nur verpönte, vulgäre, die sie dem Arzt gegenüber nicht zu gebrauchen wagen. Das gilt besonders für Frauen und wird durch den Umstand verstärkt, dass die Vulgärsprache die sexuelle Rolle der Frau meist in jener des (erniedrigten) Sexualobjekts sieht. Es ist deshalb meist sinnvoll, dass der Arzt dem Patienten verständliche, deutsche Bezeichnungen verwendet, also Glied, Gliedsteife, Scheide, Kitzler, Geschlechtsverkehr statt Penis, Erektion usw.

Wie in anderen Bereichen der Anamnese sollen auch hier zunächst offene und neutrale Fragen gestellt werden. Dabei ist nicht nur nach der sexuellen Funktionsfähigkeit zu fragen, sondern auch nach der Erlebnisfähigkeit, also nicht nur nach der Häufigkeit des Geschlechtsverkehrs, sondern auch danach, ob der Patient Freude daran hat, ob er ihm Befriedigung bringt, evtl. was die Befriedigung verhindert.

Im Allgemeinen ist es richtig, im Gespräch vom Üblichen auszugehen, also von der Annahme, dass auch ein alter Mensch noch Geschlechtsverkehr hat, wenn er mit einem Partner zusammenlebt. Bei Patienten ohne feste Partnerbindung darf man zunächst als selbstverständlich annehmen, dass sie sich mehr oder weniger häufig selbst befriedigen. Man wird also beim Fragen davon ausgehen und z. B. sagen: »Welche Erfahrungen haben Sie mit Selbstbefriedigung gemacht, was erleben Sie dabei, bringt sie Ihnen Befriedigung?« Ergeben sich aus den Hinweisen des Patienten Anhaltspunkte für eine sexuelle Funktionsstörung, so wird man genauer fragen, z. B. bei Männern: »Haben Sie manchmal Schwierigkeiten mit der Gliedsteife? Wie oft passiert es, dass der Samenerguss zu früh kommt?« Oder bei Frauen: »Haben Sie manchmal Schmerzen beim Geschlechtsverkehr? Wie oft schlafen Sie mit Ihrem Partner, ohne dass Sie Lust dazu haben? Haben Sie häufig Probleme, zum Höhepunkt zu kommen, und führt das zu Schwierigkeiten mit Ihrem Partner?«

Zeigen sich solche Störungen, dann muss nach ihrem Beginn, den damaligen Umständen, der Häufigkeit und dem Ausmaß der daraus resultierenden Beeinträchtigung der Partnerbeziehung gefragt werden. In der Regel ist ein Hinweis auf den Beziehungsaspekt sexueller Störungen notwendig mit dem Vorschlag einer besonderen Sexualberatung unter Einbezug des Partners oder der Partnerin. Ratschläge für die Sexualberatung gibt z. B. Buddeberg (2005).

Abgesehen von sexuellen Funktionsstörungen ist auch auf besondere sexuelle Verhaltensweisen zu achten. Kleidung und Habitus können manchmal schon den Verdacht auf eine homosexuelle oder transvestitische Einstellung wecken. Man wird also die Patienten fragen, ob sie sich eher zu Männern als zu Frauen (bzw. umgekehrt) erotisch hingezogen fühlen, ob sie entsprechende konkrete Erlebnisse gehabt haben, ob diese Befriedigung etwas für sie brachte und wie sie jetzt darüber denken. Über fetischistische und transvestitische Neigungen wird der Patient möglicherweise im Zusammenhang mit der Selbstbefriedigung berichten, wenn er danach gefragt wird, ob er besondere Dinge verwendet, die ihm den Genuss erhöhen.

Nach andersartigem, deviantem Sexualverhalten, z. B. exhibitionistischem, pädophilem, sadomasochistischem, sodomitischem u. a. Verhalten, wird man i. Allg. nur in direkter Weise fragen, wenn der Patient dafür Hinweise gegeben hat.

Im Gespräch über die Sexualanamnese kann es besonders wichtig sein, dass der Arzt dem Patienten durch unterstützende Bemerkungen Hilfe gibt, wie in Abschn. 2.2.2 unter »Gepräch in der Einleitungsphase«, S. 12f., erwähnt. Das kann dadurch geschehen, dass er darauf hinweist, dass es vielen Menschen nicht leicht falle, über diese Dinge zu sprechen, dass einem eben oft die passenden Wörter fehlen würden, dass es aber gemeinsam schon gelingen werde, die wesentlichen Punkte zu klären. Gerade hier wird deutlich, dass es nur gelingen wird sinnvolle, das heißt potenziell therapiebeeinflussende, Informationen zu erhalten, wenn während des Gesprächs oder der verschiedenen Gespräche genug Vertrauen zwischen Arzt und Patient gewachsen ist.

4 Persönlichkeitsstörungen, Persönlichkeitsveränderungen

In den psychiatrischen Lehrbüchern wurden von jeher Persönlichkeitsstörungen beschrieben, früher unter den Begriffen Psychopathie oder abnorme Persönlichkeit. Psychopathie meinte ursprünglich konstitutionelle, angeborene Charaktervarianten. Mit dem Aufkommen der Psychoanalyse kam die Erkenntnis, dass erscheinungsbildlich gleiche Persönlichkeitsstörungen auch unter dem Druck von in die Kindheit zurückreichenden Milieubelastungen zustande kommen können, die dann als Charakterneurosen bezeichnet wurden. ICD-9 fasste Psychopathie und Charakterneurose unter dem Oberbegriff Persönlichkeitsstörungen in der Kodierung 301 zusammen. ICD-10 und DSM-IV kennen die Bezeichnung Psychopathie nicht mehr. Sie wurde durch den Begriff Persönlichkeitsstörung ersetzt. In der Umgangssprache wurde Psychopathie zum Schimpfwort; deshalb soll das Wort in der Fachsprache nicht mehr verwendet werden.

DSM-IV, ein multiaxiales Klassifikationssystem, hat für Persönlichkeitsstörungen und Intelligenzdefizite eine eigene Achse II. Damit ist gesagt, dass diese Störungen nicht Diagnosen im eigentlichen Sinne sind, sondern Prägnanztypen auffälliger Persönlichkeitsstrukturen, die allerdings durchaus Krankheitswert annehmen können. Dabei geht es mehr um die individuelle einmalige Persönlichkeit als um die genaue Zuordnung zu einem Typus. Entsprechend sorgfältig muss die Diagnose einer Persönlichkeitsstörung begründet werden. Das ICD-10 gibt sehr restriktive – und oft nicht genug beachtete – Kriterien für die Diagnose einer Persönlichkeitsstörung vor. Neben den Kriterien des speziellen Typs der Störung müssen zunächst alle (!) Eingangskriterien für die Diagnose einer Persönlichkeitsstörung erfüllt sein. Hier wird also Wert auf die Abgrenzung von mehr oder weniger auffällig ausgeprägtem Persönlichkeitstyp einerseits und einer eigentlichen Persönlichkeitsstörung andererseits gelegt. Es versteht sich von selbst, dass diese Abgrenzung nicht immer trennscharf sein kann. Um einer gelegentlich zu beobachtenden unkritischen Ausweitung der Diagnose einer Persönlichkeitsstörung zu begegnen, sollte sie aber möglichst streng nur dann gestellt werden, wenn die Eingangskriterien erfüllt sind.

❗ Persönlichkeitsstörungen sollten zurückhaltend diagnostiziert werden und nur dann, wenn alle Eingangskriterien des Kapitels F6 des ICD-10 erfüllt sind. Persönlichkeitsstörungen sind möglichst streng von Persönlichkeitseigenschaften zu unterscheiden, die häufig einmal das Bild eines Menschen dominieren können, ohne dass sie Störungscharakter haben.

Bei Persönlichkeitsstörungen muss es sich um tief eingewurzelte Fehlhaltungen handeln, die schon in der Adoleszenz erkennbar werden und das ganze Leben hindurch manifest sind, d. h. den Charakter prägen. Abnorm ist die Unausgeglichenheit, das unproportionierte Dominieren bestimmter Einstellungen und Haltungen, nicht diese selbst. Viele Menschen sind z. B. in einem gewissen Ausmaß misstrauisch oder sind zeitweise verstimmt, ohne dass der Eindruck der einseitigen Charakterausprägung entsteht. Die Übergänge zur Norm sind fließend. Man wird deshalb von einer Persönlichkeitsstörung nur dann sprechen, wenn die habituellen Einstellungen zu einer Behinderung führen, sei es, dass der betreffende Mensch darunter leidet oder dass er seine Umgebung durch sein Verhalten leiden macht und allenfalls als Störer imponiert.

In der ICD-10 werden von den Persönlichkeitsstörungen die Persönlichkeitsveränderungen (Unterklasse F62) unterschieden. Üblicherweise wurden sie bisher als einfache psychoreaktive bzw. psychogene Persönlichkeitsentwicklungen bezeichnet. Es handelt sich zwar um erscheinungsbildlich ähnliche oder gleiche Zustandsbilder, aber sie reichen nicht in die Kindheit zurück, sondern wurden im späteren Leben erworben. Flüchtlings- und Emigrantenschicksale, langfristige Gefangenschaft, aber auch psychische Extrembelastungen anderer Art wie Opfer des Terrorismus, Folter, Katastrophenerlebnisse u. a. können die Ursache solcher dauerhaften Persönlichkeitsveränderungen sein. Depressive, asthenische, paranoide und andere Verhaltensweisen können dann das Bild der Persönlichkeit prägen. In der Regel wird der betreffende Patient in der Untersuchungssituation offen über seine traumatischen Erlebnisse berichten, aber nicht immer. Es kommt vor, dass aus Scham- und Schuldgefühlen nicht offen davon erzählt wird. Auch gibt es offenbar Hypo- und Amnesien für besonders grauenhafte Erlebnisse. Die Erforschung der Lebensgeschichte wird meist die nötigen Hinweise geben.

> **❗ Die Erkennung einer Persönlichkeitsstörung bzw. -veränderung kann kaum in einem einzelnen Untersuchungsgespräch erfolgen. In der Regel ist dazu eine längere und ausgiebige Kenntnis des betreffenden Menschen erforderlich, möglichst sind fremdanamnestische Angaben (Auskünfte von Angehörigen, Bekannten, Arbeitskollegen u. a.) einzuholen.**

Man sollte nicht vergessen, dass gewisse Patienten, z. B. leicht erregbare Menschen, die pathologische Seite ihrer Persönlichkeit auch absichtlich verborgen halten können, sei es aus Scham oder aus Angst vor Diskriminierung. Auch die sehr ausführlichen standardisierten Interviews, die zur Verfügung stehen, sollte man deshalb mit Vorsicht interpretieren. Manche Persönlichkeitsstörungen, z. B. narzisstische, abhängige und reifungsgestörte, können sich auch erst in Krisensituationen des Lebens manifestieren, wenn etwa ein Partner oder eine Partnerin ausfällt. Oft zeigt sich erst dann offen die Unfähigkeit, das Leben allein zu meistern, wobei die Schwächen der Persönlichkeit erst jetzt rückblickend für den Außenstehenden erkennbar werden können. Besondere Schwierigkeiten macht die Diagnose einer dissoziierten Ich-Identitätsstörung bzw. der multiplen Persönlichkeit.

Es werden mehrere Typen der Persönlichkeitsstörung unterschieden, wobei die Liste dieser Typen von einem Lehrbuch und Klassifikationssystem zum anderen verschieden lauten kann. Am häufigsten wird ein paranoider, schizoider, erregbarer, anankastischer, asthenischer und soziopathischer bzw. asozialer und antisozialer Typ beschrieben. Aber auch ein zyklothymer, histrionischer, infantiler, passiv-abhängiger, narzisstischer und Borderline-Typ werden hervorgehoben. Es gibt keine abschließende Liste, und auch die Bezeichnungen für den gleichen Typ können wechseln. Die Autoren charakterisieren im Folgenden kurz einige der häufiger in den Lehrbüchern beschriebenen Persönlichkeitstypen.

4.1 Paranoide Persönlichkeit

Vorherrschend sind eine misstrauische Einstellung, ein Gefühl der ungerechtfertigten Zurücksetzung, eine hohe Empfindlichkeit gegenüber Kritik und ein Beharren auf eigenen Rechtsstandpunkten. Man wird also danach fragen, wie der Patient mit anderen Leuten im Allgemeinen auskommt, ob er seinen Kollegen am Arbeitsplatz, den Wohnungsnachbarn u. a. trauen kann, und wenn nicht, warum nicht. Ob er glaubt, dass man es mit Kritik besonders auf ihn abgesehen habe, dass er zum Sündenbock gemacht werde. Muss er sich mehr als andere für sein Recht wehren? Kommt es vor, dass man ihm am Arbeitsplatz, am Wohnort oder andernorts, wo er Aufgaben wahrzunehmen hat, versucht eine Falle zu stellen, um ihm zu schaden? Gibt es gar ein Komplott gegen ihn und was hat er allenfalls für Beweise dafür? Man wird also, wie diese Beispiele zeigen, mit allgemeinen Fragen beginnen und nur zu spezifischeren übergehen, wenn der Patient zu erkennen gibt, dass eine misstrauische Beeinträchtigungshaltung häufig vorhanden ist.

Diese misstrauische Fehlhaltung, der Angst und Argwohn zugrunde liegen und die zur Verkennung der Umwelt führt, muss vom eigentlichen Wahn (▶ Kap. 3.5.3, S. 48f.) unterschieden werden.

4.2   Schizoide Persönlichkeit

Ein Hauptmerkmal ist die Störung der Kontakt- und Beziehungsfähigkeit zu anderen Menschen. Schizoide sind nach außen eher kühl und verschlossen, haben aber oft ein reiches Phantasieleben und können dadurch in autistisches Verhalten geraten. Die innere Einstellung kann zwischen Größenphantasien und dem Gefühl der Nutz- und Wertlosigkeit schwanken. Gefühle werden abgewehrt und kaum geäußert bzw. nach außen hinter einer Haltung der kühlen Distanz versteckt; wenn sie aber zum Durchbruch kommen, dann nicht selten in wenig angepasster Weise. Man wird also nach Bekannten und Freunden fragen, nach der Art der Beziehung zu ihnen. Ob sich der Patient selbst für kontaktfähig hält, für scheu, ob er lieber allein ist; ob er sich leicht in Tagträumereien begibt; ob er sich gefühlsmäßig eher auf Distanz hält. Solche Fragen sollten im Allgemeinen nicht isoliert gestellt, sondern bei der Erhebung der Lebensgeschichte eingeflochten werden. Die Bedeutung der mit ihnen erhobenen Einstellung ergibt sich nur aus dem Gesamt der persönlichen Entwicklung.

4.3   Erregbare Persönlichkeit (emotional instabile Persönlichkeitsstörung F60.3 nach ICD-10)

Solche Menschen neigen in ungewöhnlichem Ausmaß zu Temperamentsausbrüchen und zur unbeherrschten Äußerung von Ärger, Wut und Hass, die von gewalttätigen Handlungen begleitet sein können. Es fehlt die sonst kulturell übliche Hemmung und Steuerung solcher Affekte. Jedoch besteht sonst keine Tendenz zu antisozialem Verhalten. Man wird also fragen, ob sich der Patient leicht erregt, wütend wird, ob er Mühe hat, sich zu kontrollieren. Ob es vorkommt, dass er in tätliche Auseinandersetzungen verwickelt wird, schon eine andere Person im Zorn verletzt hat. Welches sind die Anlässe zu solchen Affektausbrüchen? Kam es vor, dass er in unkontrollierte Wut geriet, wie oft? Nicht immer ergeben sich bei Erhebung der Lebensgeschichte spontan Hinweise auf eine abnorme Erregbarkeit, obwohl der Patient darum weiß. Schuld- und Schamgefühle können ihn veranlassen, darüber zu schweigen, wenn nicht aus Informationen Dritter der Untersucher bereits Kenntnis davon hat. Dann muss man u. U. speziell in der eben erwähnten Weise fragen.

4.4   Anankastische Persönlichkeit

Pedantische, im Grunde selbstunsichere Menschen, die aber hohe Ansprüche an sich selbst stellen, deshalb übertrieben gewissenhaft, perfektionistisch sind, kaum je „Fünfe gerade sein" lassen können. Das Bedürfnis nach häufigen Kontrollen und eine allgemein rigide Einstellung engen ihr Leben ein. Oft sind sie von Selbstzweifeln geplagt. Hinweise auf eine anankastische Einstellung ergeben sich aus der Art, wie der Patient seine Arbeit erledigt, wie er es mit Kontrollen hält, ob er auch weniger wichtige Dinge immer genau und exakt erledigen muss, wie pünktlich er im Allgemeinen ist. Hat er eine tägliche Routine auch zu Hause und in seiner Freizeit, von der er schwer abweichen kann? Wird er von seiner Umgebung als besonders ordentlich, genau auch in kleinen Dingen, zuverlässig, sparsam und pünktlich eingeschätzt? Empfindet er sich selbst so, oder denkt er, er sollte sich in dieser Hinsicht noch mehr anstrengen? Hat er mehr als andere Mühe, sich auf Neuerungen umzustellen und fühlt er sich durch solche leicht beunruhigt?

4.5   Histrionische Persönlichkeit

Neuerdings wird in Anlehnung an den angloamerikanischen Sprachgebrauch anstelle des Adjektivs hysterisch das Wort histrionisch verwendet; die Bedeutung ist die gleiche. Mit dem neuen Fachbegriff soll dem negativen Werturteil, das dem Begriff hysterisch i. Allg. Sprachgebrauch anhaftet, ausgewichen werden.

Solche Menschen sind in ihrem Erleben so stark von Gefühlen abhängig, dass ihnen die sachliche Einschätzung ihrer Lebensumstände schwer fällt. Sie wirken gefühlsmäßig labil, oft in Einstellungen und Verhalten unreif, wobei ein demonstrativer, appellativer Aspekt vorhanden sein kann. In Stresssituationen neigen sie zu unüberlegten, impulsiven Handlungen oder reagieren mit körperlichen Beschwerden. Vorausschauende Planung fällt ihnen schwer. Die Sexualität wird oft zwiespältig erlebt; bei erhöhter Ansprechbarkeit auf sexuelle Reize besteht im Grunde verminderte Erlebnisfähigkeit. Man wird also danach fragen, ob der Patient in seinem Alltag eher emotional als sachlich reagiert, in welchem Maß er sich auf andere angewiesen oder von ihnen abhängig fühlt, wie er auf gefühlsmäßige Belastungen in Beruf und Familie reagiert (Fragen zur Sexualanamnese ▶ Kap. 3.11, S. 74f.). Hinweise auf eine histrionische Grundeinstellung ergeben sich im Übrigen aus der Beziehung zu Eltern, Geschwistern und dem Lebenspartner, aus der Art des Geltungsstrebens, der vorhandenen oder fehlenden Konstanz in der Gestaltung des eigenen Lebens.

4.6 Asthenische (abhängige) Persönlichkeit

Ihre Eigenheiten sind die geringe körperliche und seelische Spannkraft und Ausdauer, deshalb besteht erhöhte Erschöpfbarkeit und ein Hang zur Passivität und allenfalls Willfährigkeit gegenüber den Ansprüchen Anderer. Daraus resultieren oft depressive oder ängstliche Verstimmungen mit vegetativen Körperbeschwerden. Hinweise ergeben sich meist schon aus der beruflichen Anamnese. Man wird fragen, ob der Patient i. Allg. den an ihn gestellten Anforderungen gewachsen ist, ob er sich häufig auch ohne besondere Belastungen erschöpft und energielos fühlt, ob er es kräftemäßig schwierig findet, schon den Pflichten seines täglichen Lebens gerecht zu werden. Ferner wird man das Augenmerk auf die zwischenmenschlichen Beziehungen lenken, ob sich der Patient in besonderem Maße auf andere angewiesen fühlt, ob er seine Anliegen ihnen gegenüber auch vertreten kann, ob er derjenige ist, der meistens nachgeben muss.

4.7 Dissoziale (antisoziale, soziopathische) Persönlichkeit

Diese Persönlichkeitsstörung ist durch eine andauernde Verantwortungslosigkeit und Missachtung sozialer Normen und Verpflichtungen charakterisiert. Längerfristige Beziehungen können nicht beibehalten werden, die Frustrationstoleranz ist gering, die Neigung zu aggressivem und gewalttätigem Verhalten groß. Aus Erfahrung, auch Bestrafung, wird kaum gelernt.

Rechtshändel und Delinquenz unterschiedlicher Schweregrade gehören oft zum Bild. Die Diagnose ergibt sich aus der Lebensgeschichte, wobei aber nicht einzelne Vorkommnisse überbewertet werden dürfen. Entscheidend ist die Grundhaltung, die Einstellung zur Gesellschaft, zu ihren Normen und Werten, das Ausmaß an Rücksicht auf Rechte und Bedürfnisse anderer.

5 Psychiatrische Untersuchungen unter speziellen Bedingungen

Was bisher über das psychiatrische Untersuchungsgespräch gesagt wurde, galt im Wesentlichen für den »Normalfall«, d. h. für die Untersuchung eines Patienten, der von sich aus oder überwiesen vom ärztlichen Kollegen oder einer Betreuungsinstanz in die Praxis des Psychiaters oder Psychologen mehr oder weniger freiwillig gekommen ist. Aus der Tatsache, dass der Patient zu diesem Schritt bereit war, darf meistens ein Minimum an Bereitschaft zum Gespräch abgeleitet werden, ebenso eine wenn auch möglicherweise verklausulierte Anerkennung des Umstandes, dass psychische Probleme im Spiele sind. Freilich gilt diese Annahme nicht für jeden Kranken, der das Sprechzimmer aufsucht.

5.1 Der scheinbar freiwillige Patient

Manche Patienten, besonders psychosomatisch Kranke, lassen sich zum Besuch des Psychiaters nur durch den ausdrücklichen Wunsch ihres behandelnden Arztes bewegen. Sie tun es nicht, weil sie seelische Probleme im Zusammenhang mit ihrem Leiden anerkennen würden, sondern im Gegenteil, um ihrem behandelnden Arzt durch ihre Bereitschaft gerade zu beweisen, dass er mit seiner Vermutung auf dem Holzweg sei. Der Psychiater soll also im Dienste seiner soliden Abwehr bestätigen, dass der Patient nicht seelisch, sondern körperlich krank sei. Diese Patienten akzeptieren scheinbar das Gespräch mit dem Psychiater. Der Gang zu ihm soll ihrem Arzt demonstrieren: »Schau, ich bin zu allem bereit, ich habe nichts zu befürchten. Auch der Psychiater wird nur herausfinden können, dass ich seelisch gesund bin und dass meine Beschwerden nichts mit meinem Seelenleben zu tun haben.«

Ein solcher Patient wird zwar verbal zum Gespräch bereit sein, er wird aber voller Widerstand jede Exploration seiner inneren Haltungen, seiner Ängste und Befürchtungen vereiteln und nur ausweichende Antworten auf Fragen geben. Es wäre in diesem Fall ganz falsch, in den Patienten dringen zu wollen oder gar sein Verhalten ihm gegenüber als Abwehr zu deuten. Damit würde nur die Angst des Patienten verstärkt, das Hauptanliegen des Psychiaters sei seine Entlarvung als »Psycho-Fall«.

Wenn es innerhalb nützlicher Frist nicht gelingt, das Vertrauen des Patienten so weit zu erwerben, dass er sich auf ein spontanes Gespräch einlässt, dann kann es besser sein, das Gespräch abzubrechen und ihm mitzuteilen, er könne sich jederzeit wieder melden, wenn er selbst ein Bedürfnis nach einem Gespräch mit dem Psychiater verspüre. Man wird auch seine Widerstände gegen das offene Gespräch in einer affektiv neutralen Weise zur Sprache bringen und evtl. fragen, was es denn für ihn bedeuten würde, angenommen er hätte seelische Probleme. Gelegentlich gelingt es auf diese Weise doch noch, ein Gespräch zu führen, das dem Patienten etwas Einsicht in sein Erleben und Verhalten vermitteln kann.

Es ereignet sich gelegentlich, dass bei diesen trotz äußerer Bereitwilligkeit im Grunde »unfreiwilligen« Patienten ein Gespräch in Gang kommt, wenn ihnen nicht von vornherein die Hypothese des seelischen Hintergrundes ihrer im Körperlichen lokalisierten Beschwerden zugemutet wird. Sie können dann zugeben, »nervös« zu sein oder Schwierigkeiten in ihrem Leben zu haben, die sie besprechen möchten, sofern kein Zusammenhang mit ihrem Leiden postuliert wird. Freilich besteht die Gefahr, dass der Patient in diesem Falle den Psychiater in gleicher Weise manipuliert, wie er das bereits mit dem behandelnden Hausarzt getan hat. Er wird nämlich die Anerkennung seiner Abwehr verlangen und damit sowohl den diagnostischen als auch den therapeutischen Effekt des Untersuchungsgesprächs infrage stellen.

Gelegentlich zeigt sich bei dieser Art »unfreiwilligem« Patienten auch eine Kommunikationsschwierigkeit zwischen Hausarzt und Patient. Der Hausarzt oder Internist möchte mithilfe des Psychiaters dem Kranken etwas nahe bringen, nämlich die seelische Natur seines Leidens, was er ihm direkt nicht so sagen kann, sodass es der Patient versteht. Der Arzt hofft, dem Psychiater werde gelingen, was er selbst nicht erreicht hat und er werde den unbotmäßigen und schwierigen Patienten beeinflussen können. Der Psychiater hat in diesen Fällen das Hauptaugenmerk auf die Beziehung des Patienten zu seinem Arzt zu legen. Er muss versuchen, eventuelle Missverständnisse zu beseitigen, und alles vermeiden, was neue Störungen bringen könnte, z. B. indem er sich insgeheim mit dem Patienten gegen den zuweisenden Kollegen solidarisiert, weil er ungehalten darüber ist, dass ihm ein so »undankbarer« und »ungeeigneter« Fall zugewiesen wurde.

5.2 Der unfreiwillige Patient

Der unfreiwillige Patient im eigentlichen Sinne des Wortes kommt zum Psychiater nur unter mehr oder weniger großem Druck von Angehörigen, Fürsorgeinstanzen, Behörden u. a. In diesen Fällen muss der Psychiater vor dem Kontakt mit dem Patienten genau über die Gründe dieser erzwungenen Untersuchung und die Fragen, die sie beantworten soll, informiert sein. Er wird dann das Gespräch mit dem Patienten mit einer kurzen Schilderung dieser Gründe eröffnen und versuchen, Interesse und Kooperation des Kranken zu erhalten, indem er ihm darlegt, dass eine offene Mitteilung seiner Meinungen und Überzeugungen ihm helfen werde, seinen eigenen Standpunkt zur Geltung zu bringen. Er wird beifügen, dass niemand den Patienten zum Sprechen zwingen könne noch wolle, dass er im Falle einer Ablehnung der Zusammenarbeit aber eher damit rechnen müsse, dass über ihn verfügt werde. Meistens gelingt es auf diese Weise, besonnene Kranke zu einem Gespräch zu bewegen, das diagnostische Rückschlüsse erlaubt. Auch in solchen Fällen ist es Aufgabe des Psychiaters, in erster Linie die Interessen des Patienten und nicht jene der zuweisenden Instanz zu vertreten. Nur wenn der Kranke diese Überzeugung gewinnt, wird er das nötige Vertrauen fassen, um sich offen mitzuteilen. In jenen Fällen, in denen der Psychiater in der Rolle des amtsärztlichen Sachverständigers tätig ist, wird er dies dem Kranken unmissverständlich sagen, sodass dieser weiß, dass seine Aussagen für ein Gutachten rückhaltlos verwendet werden müssen.

Der unfreiwillige Patient befürchtet häufig, und dies ist dann einer der Gründe für seine Weigerung zum Gespräch, dass der Psychiater von vornherein die Partei seiner Angehörigen oder anderer Instanzen ergreifen werde, die ihn zur Untersuchung veranlasst haben. Die Einleitungsphase muss also darin bestehen, den Patienten wissen zu lassen, dass der Psychiater in erster Linie dazu da ist, seine Nöte und Schwierigkeiten zu verstehen und evtl. Hilfsmittel dagegen zu finden. Das kann selbstverständlich nicht bedeuten, die krankhaften Ideen und Überzeugungen des Patienten zu übernehmen oder auch nur scheinbar zu bejahen. Falsche Vorspiegelungen dieser Art werden sich immer früher oder später rächen. Der Patient muss aber spüren, dass der Arzt ein echtes Interesse an ihm und seinem Schicksal hat, auch wenn er sich in Einzelfragen nicht festlegen will.

Kommt ein Gespräch in Gang, so wird es nach den gleichen Grundsätzen geführt, wie sie in den vorhergehenden Kapiteln dargelegt worden sind. Ausgangspunkt ist, wie bereits erwähnt, die aktuelle Situation bzw. die Umstände, die überhaupt zur Untersuchung geführt haben. Vielleicht wird man sich zunächst an Äußerlichkeiten halten, z. B. an eine Schilderung des Arbeitsplatzes oder auch an die körperliche Anamnese, wenn der Kranke eher bereit ist, darauf einzugehen. Dies wird Gelegenheit bieten, einen Einblick in die Denkvorgänge, die intellektuellen Funktionen u. a. zu gewinnen.

Als nächsten Schritt könnte man eine Gedächtnisprüfung vornehmen, wenn sie für den Kranken affektiv unbelastet ist. Dies kann zu einer Stärkung seines Selbstvertrauens führen, wenn er bemerkt, dass der Untersucher ein normales Funktionieren psychischer Vorgänge registriert.

Häufig gründet der Widerstand des unfreiwilligen Patienten zum Gespräch in der Befürchtung, er werde als verrückt erklärt und es werde rücksichtslos über ihn verfügt. Eine sachliche Erklärung der Situation kann dann entspannend wirken, wobei dem Patienten durchaus gesagt werden soll, dass Teile seiner Ideen, seines Denkens oder auch seine Verstimmung krankhaft seien, dass er in anderer Hinsicht aber wieder wie ein Gesunder funktioniere und dass er keineswegs »von Sinnen« sei.

Zu den unfreiwilligen Patienten gehören viele Alkoholiker, Drogen- und Medikamentenabhängige. Sie werden von Fürsorgeinstanzen oder auch von Arbeitgebern unter Druck zum Psychiater geschickt. Meist sind sie von Anfang an in einer Verteidigungshaltung – besonders die Alkoholiker – und bereit, alle Vorhaltungen bzgl. übermäßigen Alkohol- oder Drogenkonsums zu bestreiten. Die Untersuchung muss dieser inneren Einstellung Rechnung tragen. Es geht darum, erst das Vertrauen des Patienten zu gewinnen, bevor das heikle Problem der Sucht exploriert werden kann. Man beginnt am besten mit den aktuellen Umständen, die Anlass gaben, ihn zum Arzt zu schicken. Je unvoreingenommener der Psychiater sich dem Patienten zuwenden kann, destoo eher wird dieser bereit sein, ein Gespräch zu führen. Man wird dann zuerst den körperlichen Zustand erfragen, sich nach Appetit, Verdauungsfunktionen, Schlaf, körperlichen Beschwerden u. a. erkundigen. Anschließend fragt man nach den Lebensgewohnheiten, der Situation am Arbeitsort und in der Familie. Ergibt sich auf diese Weise ein Bild der aktuellen Lebenssituation des Kranken, so wird man ihn auch fragen, was seiner Meinung nach die Ursache der Schwierigkeiten sei, die jetzt Anlass zur Überweisung an den Psychiater gaben. Unter Umständen wird der Patient dann selbst den Vorwurf der Trunksucht nennen, der von der Familie oder am Arbeitsort erhoben werde. Andernfalls kann man erwähnen, dass anscheinend der Alkohol für ihn ein Problem geworden sei.

In der folgenden Exploration versucht man, sich ein möglichst detailliertes Bild über die Trinkgewohnheiten zu machen, ohne aber darüber zu urteilen. Man wird also fragen, welche Alkoholsorten er bevorzugt, ob er gern Wein, Bier, Schnäpse u. a. trinkt. Besser als nach einer Globalmenge zu fragen, ist es, sich in Einzelheiten schildern zu lassen, ob der Patient zu den Mahlzeiten trinkt, wie viel, ob täglich, ob er zwischen den Mahlzeiten trinkt, was und wie viel, ob am Feierabend zu Hause oder auch schon zum Frühstück, in der Wirtschaft, was und wie viel, am Wochenende, wo, was und wie viel. Viele Patienten haben die Tendenz, ihre Trinkmengen zu bagatellisieren. Sie sind dann eher bereit, die wirklichen Mengen einzugestehen, wenn sie den Eindruck bekommen, der Psychiater beurteile ihre Mengen nicht von vornherein als besonders groß. In dieser Hinsicht darf man Suggestivfragen stellen. Wenn der Patient z. B. erwähnt hat, dass er zu den Mahlzeiten Wein trinkt, so kann man in freundlichem und ruhigem Ton fragen, ob es pro Mahlzeit eine Flasche sei. Selbstverständlich wird man sich anschließend vergewissern, wie groß das Volumen einer solchen Flasche ist. In dieser Hinsicht gibt es oft Missverständnisse; überhaupt kann man nicht detailliert genug fragen, wenn man ein zutreffendes Bild von den Trinkgewohnheiten bekommen will.

Nicht nur die Mengen sind wichtig, sondern auch der Rhythmus des Trinkens. Trinkt der Patient regelmäßig? Kann er Tage oder Wochen ohne Alkohol auskommen? Wie fühlt er sich dann? Wann war das letztmals? Anschließend versucht man, sich über die Dauer des Trinkens ein Bild zu machen. Wann hat der Patient begonnen, regelmäßig Alkohol zu konsumieren? Wie waren seine Trinkgewohnheiten früher? Hat sich seine Alkoholtoleranz verändert? Wie wirkt der Alkohol auf ihn? Wie beeinflusst er seine Stimmung und sein Verhalten? Wie reagiert der Patient, wenn er angetrunken ist? Wann und wie oft kommt das seiner Meinung nach vor? Denkt der Patient selbst, dass der Alkohol für ihn Probleme schafft, wenn ja, welcher Art?

Man wird diese Fragen in der Regel nicht im Stil einer Einvernahme stellen, sondern sie im Laufe der Erhebung der Lebensgeschichte vorbringen. Oft muss man wiederholt auf den gleichen Fragenkomplex zurückkommen, weil der Patient erst mit zunehmendem Vertrauen zu offeneren Antworten bereit ist.

Ganz analog geht man bei der Exploration einer Drogenabhängigkeit oder Medikamentensucht vor. Man muss auch in diesen Fällen ganz detailliert nach den Konsumgewohnheiten fragen: Welches Mittel? – Wie oft? – Täglich? – Mehrmals täglich? – Bei welchen Gelegenheiten? – Aus welchen Gründen? – Mit welcher Wirkung? – Bei Schmerz- und Schlafmittelsüchtigen, die meist die Tendenz haben, ihren Konsum geringer anzugeben, als es der Wirklichkeit entspricht, kann man fragen, wie oft sie sich Tablettenpackungen beschaffen, in welcher Größe. Im Übrigen gelten selbstverständlich auch bei der Untersuchung von Suchtkranken die weiter oben geschilderten allgemeinen Richtlinien für das Untersuchungsgespräch.

5.3   Die Untersuchung in der psychiatrischen Klinik

Grundsätzlich ist der Ablauf des psychiatrischen Untersuchungsgesprächs in der Klinik beim stationären Patienten der gleiche wie in der ambulanten Praxis. Der wesentliche Unterschied liegt darin, dass in der Klinik meist mehr Zeit zur Verfügung steht und dass deshalb das Gespräch von Anfang an auf mehrere Etappen verteilt wird. Die Einheit von Untersuchung und Behandlung wird dadurch noch deutlicher.

Einleitendes Thema des Untersuchungsgesprächs ist der Anlass zur Hospitalisierung. Eine unbestimmte Frage analog der ambulanten Untersuchung könnte den Kranken, der nicht ganz freiwillig in die Klinik kam, denken lassen, der Arzt mache sich über ihn lustig oder er sei so naiv, nicht zu wissen, unter welchen Begleitumständen der Kranke in die Klinik gebracht wurde. Der Arzt wird also den Patienten um eine Schilderung der Umstände aus seiner Sicht bitten, die zur Hospitalisierung führten. Besonders bei unfreiwilliger Einweisung sollte der Kranke ausgiebig Gelegenheit erhalten, seine Version der Dinge zu erzählen. Der Psychiater wird sich dabei von Anfang an hüten, die Haltung des Untersuchungsrichters oder des Polizisten einzunehmen, der herausfinden will, ob der Kranke die »Wahrheit« sagt. Das Untersuchungsgespräch hat noch dringender als im »Normalfall« der ambulanten Untersuchung die Aufgabe, eine tragfähige Beziehung zum Patienten herzustellen.

Bei abweisenden, mutistischen Kranken kann die körperliche Untersuchung einen ersten Anknüpfungspunkt geben, wobei die einfache Zuwendung zu den körperlichen Funktionen dem Kranken die Anbahnung des Kontaktes erleichtert. Im Übrigen bietet der Tagesablauf des Kranken in der Klinik zahlreiche Möglichkeiten der Kontaktaufnahme, seien es Probleme der Ernährung, der Körperpflege, der Beschäftigung u. a., die alle genutzt werden müssen. Falsch wäre es, die Untersuchung nach einem bestimmten Plan zu führen, der die verschiedenen psychischen Funktionsbereiche oder den chronologischen Ablauf der Lebensgeschichte gesondert berücksichtigen wollte. »Die Planung der Untersuchung richtet sich in erster Linie danach, im Gespräch den Kranken zu interessieren und zu bewegen und den Weg zu seinem Herzen zu finden« (Bleuler 1972, S. 117). Dieser Satz fasst knapp und klar am schönsten zusammen, worauf es ankommt. Ernst (1995, S. 80ff) gibt weitere konkrete Anleitungen für die Gesprächsführung mit hospitalisierten Kranken, allgemeine Hinweise zur Gesprächsführung finden sich auch in Fähndrich u. Stieglitz (2006).

5.4   Die konsiliarische Untersuchung im Krankenhaus für körperlich Kranke

Der konsiliarisch tätige Psychiater, der zu hospitalisierten Kranken gerufen wird oder dem solche zur Untersuchung zugewiesen werden, befindet sich oft in einer besonderen Situation. Noch mehr als bei ambulanten Kranken müssen die Umstände der Überweisung sorgfältig beachtet werden. Im Gegensatz zur Untersuchung ambulanter Kranker ist meist von vornherein klar, dass der Psychiater weder die Behandlung übernehmen soll noch kann, sondern nur um seinen fachmännischen Rat für die weitere Behandlung gefragt wird. Er muss deshalb das Anliegen des überweisenden Kollegen doppelt sorgfältig im Auge behalten. Oft geht es auch weniger um den Kranken als um den zuweisenden Arzt bzw. das zuweisende Team und um deren Probleme mit dem Kranken. Es ist deshalb gut, bei der konsiliarischen Untersuchung einige Regeln zu beachten:

— Die Gründe für die Überweisung müssen wenn irgend möglich vor dem Kontakt mit dem Patienten geklärt werden. Die Überweisung des Patienten bedeutet nicht notwendigerweise, dass dieser psychiatrische Hilfe braucht. Es könnte sich auch in erster Linie um einen Beziehungskonflikt zwischen behandelndem Arzt oder Team und dem Patienten handeln. Es empfiehlt sich deshalb, vor der Untersuchung des Kranken persönlich mit dem Überweiser Kontakt aufzunehmen.

— Bei dieser Besprechung sollen die Fragen des Überweisers erörtert werden, wobei dem Psychiater die Aufgabe zukommt, klarzustellen, welche möglichen Antworten es auf diese Fragen überhaupt gibt.

— Zu Beginn des Untersuchungsgesprächs soll der Patient erfahren, warum der Psychiater gerufen wurde, wie viel Zeit etwa für das Gespräch zur Verfügung steht und ob evtl. eine Fortsetzung in Betracht kommt. Die Fragen des Überweisers sollen dem Patienten in geeigneter Form mitgeteilt werden und ebenso die grundsätzlich möglichen Antworten des Psychiaters darauf. Der Psychiater wird deshalb auch das gelegentlich vorgebrachte Anliegen, er möchte anonym, oder als »Neurologe«, den Patienten untersuchen, weil eine psychiatrische Visite den Patienten schockieren könnte, ablehnen. Meist handelt es sich in diesen Fällen mehr um ein Problem des Überweisers als um ein Problem des Patienten bzw. um eine Kommunikationslücke zwischen diesen beiden Personen. Eine Untersuchung unter falschen Voraussetzungen kann von vornherein nur zweifelhafte Resultate erbringen; aber schlimmer als das: es wird geradezu zerstört, was doch oft ein Hauptanliegen der konsiliarischen Untersuchung sein sollte, nämlich die Klärung der Beziehung des Kranken zu seiner Krankenhausumgebung.

— Oft steht nicht viel Zeit für eine solche konsiliarische Untersuchung zur Verfügung, z. T. weniger als eine halbe Stunde. Der Psychiater soll deshalb in erster Linie das tun, wonach er vom Auftraggeber gefragt ist, möglicherweise überhaupt nur das.

— Die Beziehung des Patienten zum Psychiater wird oft rasch unerwünscht eng, weil er sich besser verstanden fühlt. Der Psychiater muss sich aber vor der Konkurrenz mit dem behandelnden Arzt hüten. Diese enge Beziehung des Patienten zum Konsiliarius bewirkt beim Überweiser leicht ein Gefühl des Ausgeschlossenseins, das sich auf seine Beziehung zum Patienten negativ auswirkt. Zudem kann dem entstandenen Bedürfnis des Patienten zur weiteren Behandlung auf der Station durch den Psychiater meist nicht entsprochen werden.

— Um diese Schwierigkeiten zu vermeiden, wird oft ein Gespräch zu dritt, d. h. gemeinsam mit Patient und behandelndem Arzt, sinnvoll sein. Der Psychiater exploriert den Kranken in Gegenwart des behandelnden Kollegen. Dieser erfährt gleich anschaulich den Gebrauch des wichtigsten Untersuchungsinstrumentes des Psychiaters, nämlich des ärztlichen Gesprächs. Freilich ist diese Konsiliartätigkeit nicht jedermanns Sache. Sie setzt ein genügend großes Maß an Erfahrung und Selbstvertrauen voraus. Dem Anfänger ist eher davon abzuraten, weil zu leicht eine für den Verlauf des Gesprächs unheilvolle Konkurrenzsituation entsteht. Der Erfahrene wird die Gelegenheit aber auch nutzen, um einen Beitrag zur »Psychologisierung« der Medizin zu leisten.

— Den äußeren Bedingungen des Gesprächs mit dem Kranken ist besondere Aufmerksamkeit zu schenken. Die Gegenwart von Drittpersonen im Krankenzimmer (mit Ausnahme des behandelnden Arztes) ist wohl in jedem Falle störend. Es kann zweckmäßiger sein, das Untersuchungsgespräch im momentan unbenutzten Badezimmer oder in einer stillen Korridorecke zu führen als im mehrfach belegten Krankenzimmer. Der Patient sollte sich bequem fühlen. Weder sollte der Psychiater ihn beim Essen stören, noch sollte er gerade durch irgendwelche Behandlungs- oder Pflegemaßnahmen abgelenkt sein. Die sorgfältige Berücksichtigung der subjektiven Situation des Kranken, die oft genug im Krankenhaus vernachlässigt wird, macht sich für den Psychiater i. Allg. durch eine größere Bereitschaft zum Gespräch bezahlt. Ein informativer Telefonanruf bei der Dienst tuenden Pflegekraft lohnt sich in der Regel. Der autoritative Stil mancher chirurgischer oder internistischer Visiten, der wenig Rücksicht auf die momentane psychische Lage des Kranken nimmt, eignet sich schlecht für die psychiatrische Konsiliartätigkeit. Es kann zweckmäßiger sein, ein Gespräch zu verschieben, als es unter ungünstigen äußeren Bedingungen durchzuführen.

— Die konsiliarische Untersuchung schließt immer auch einen Bericht an den Überweiser ein. In erster Linie sind darin dessen Fragen zu beantworten. Mit Mitteilungen an den behandelnden Arzt, die der Patient selbst nicht kennt, sollte man eher zurückhaltend sein. Trotz Zusicherung von Verschwiegenheit wird die Beurteilung des Psychiaters wohl in den meisten Fällen in irgendeiner Form den Weg zum Kranken finden. Abgesehen davon hat heute der Kranke ein Einsichtsrecht in seine Krankengeschichte und damit auch in den Bericht des Psychiaters. Es ist deshalb besser, den Patienten direkt zu informieren, wobei wie immer die Wortwahl sorgfältig zu treffen und dem Verstehenshorizont des Patienten anzupassen ist.

Eine der konsiliarischen Aufgabe verwandte Tätigkeit ist die des Liaison-Psychiaters. Dieser ist im Auftrag des behandelnden Arztes neben der Bestandsaufnahme auch für die u. U. längerfristige psychiatrische Mitbehandlung des Patienten zuständig. Diesbezügliche Anleitungen mit fortlaufender Supervision haben u. a. Houpt et al. (1976/77) publiziert. Wer häufig konsiliarisch tätig sein muss, findet dort wertvolle Anregungen. Auch das »Ärztliche Gespräch« von Meerwein (1989) ist speziell auf die Bedürfnisse des Liaison-Psychiaters ausgerichtet. Einen vertieften Einblick in das Gebiet der Konsiliarpsychiatrie bieten Saupe u. Diefenbacher (1995).

5.5   Der fremdsprachige und kulturell andersartige Patient

Die psychiatrische Untersuchung basiert auf dem Gespräch. Wo dieses nicht möglich ist, sind die Mittel des Psychiaters sehr begrenzt. Dieses Gespräch setzt aber eine gemeinsame Sprache voraus. Damit ist nicht nur die Kenntnis der Landessprache des Kranken gemeint, sondern auch die seines kulturellen Hintergrundes. Wo diese Kenntnisse fehlen, sind die genaue Verständigung und die Einfühlung in den Patienten stark erschwert. In der Regel ist eine differenzierte Untersuchung nur durchführbar, wenn der Psychiater die Landessprache des Patienten einigermaßen fließend beherrscht und auch gewisse Kenntnisse vom sozialen und kulturellen Hintergrund des Patienten hat. Bei der heutigen multikulturellen Zusammensetzung der Bevölkerung sind diese Voraussetzungen oft nicht mehr gegeben. Nicht selten muss diese Begrenzung dem Überweiser in Erinnerung gerufen werden, weil die allgemeine Medizin trotz rudimentärer sprachlicher Verständigung immer noch effektvoll eingesetzt werden kann. Immerhin kann unvoreingenommene Beobachtung, verbunden mit Auskünften von Drittpersonen, in vielen Fällen doch einige psychiatrische Schlüsse erlauben.

Gelegentlich ist eine Untersuchung mithilfe eines Dolmetschers unumgänglich. Sie erlaubt meist nur eine recht rudimentäre Untersuchung. Der Dolmetscher sollte dazu angehalten werden, Satz für Satz zu übersetzen, nicht selbst Fragen zu formulieren oder eigene Interpretationen der Aussagen des Patienten zu geben. Dies ist besonders schwierig, wenn der Dolmetscher ein naher Familienangehöriger des Patienten ist, der direkt mit dem Kranken engagiert ist. Oft hat der Patient die Tendenz, sich an den Dolmetscher zu wenden und in ihm einen Verbündeten zu suchen.

Bei der Untersuchung von Angehörigen fremder Kulturen oder auch sehr verschiedener sozialer Schichten denke man daran, dass die Fähigkeit zum spontanen Gespräch nicht überall gleich entwickelt ist. Oft ist auch die Fähigkeit zur Introspektion gering. Der Psychiater muss deshalb bei solchen Patienten meist von Anfang an in vermehrtem Maße als sonst direkte Fragen stellen, weil unbestimmte Fragen den Kranken u. U. unsicher machen, was eigentlich von ihm erwartet werde. Natürlich ist, wie früher erwähnt, die Suggestivkraft der Fragen sorgfältig zu prüfen. Man wird in erster Linie durch direkte Fragen versuchen, die aktuellen Lebensumstände des Patienten und die Art der gegenwärtigen Störungen zu erhellen. Oft geht solchen Patienten aber das Verständnis für Fragen über die persönliche Entwicklung ab. Das Gespräch kann recht mühsam sein, weil eben der Psychiater alles erfragen muss. Er fühlt sich darum leicht frustriert. Solche Patienten sind auch nicht gewohnt, ihre Gefühle und Stimmungen gegenüber anderen Menschen zu beschreiben.

Entsprechend der mehr konkreten Denkweise erwarten solche Patienten vom Psychiater oft ganz direkte Hilfe in allen möglichen äußeren Schwierigkeiten oder doch handgreifliche Injektionskuren und nicht bloße Worte. Dies macht die Behandlung schwierig und oft frustrierend. Man muss sich aber vor einer herablassenden Haltung hüten, wenn der Kranke wenig Einsicht im gewohnten Sinne zeigt.

5.6   Der psychiatrische Notfallpatient

In der Medizin spricht man i. Allg. von einem Notfall, wenn ein akut entstandener Zustand der ernsthaften Gesundheits- oder gar Lebensbedrohung rasche Hilfsmaßnahmen notwendig macht. Im typischen Fall ist diese Notsituation allen Beteiligten einsichtig, nicht selten bestehen aber Divergenzen, indem häufiger der Patient seinen Zustand als Notfall empfindet, während der Arzt die Dringlichkeit nicht so hoch einschätzt. Seltener wird der Arzt einen Zustand, den der Kranke selbst nicht als notfallmäßig erkennt, als dringlich erachten. In der Psychiatrie geht die Einschätzung eines seelischen Krankheitszustandes als Notfall in der Regel vom Patienten oder vielleicht von den Angehörigen oder einer weiteren Umgebung aus.

> ❶ Mehr oder weniger akut entstandene, ausgeprägte Angst, Depression, Erregung oder Verwirrung, die den Patienten und seine Umgebung alarmieren, sind Zeichen des psychiatrischen Notfalls.

Man fühlt sich hilflos und erschreckt, der Kranke gefährdet sich selbst oder evtl. auch andere. Vom Psychiater wird deshalb rasche Abhilfe und Auflösung der beängstigenden und/oder bedrohlichen Situation erwartet. Notfälle ereignen sich meist nicht im Sprechzimmer des Arztes, sondern an Orten, die für eine psychiatrische Untersuchung wenig geeignet sind, und zu unbequemen Zeiten. Trotzdem sollten die allgemeinen Bedingungen des psychiatrischen Untersuchungsgesprächs so gut wie möglich eingehalten werden. Diese verlangen von Seiten des Psychiaters die Bereitschaft zu einem ruhigen Gespräch ohne Zeitdruck und ohne störende Nebenumstände.

Wird der Psychiater nach Hause oder an den Arbeitsort des Patienten gerufen, so gilt die erste Frage der Identifikation des Patienten. Bei allgemeiner Aufregung kann dies nicht ganz selbstverständlich sein. Der Arzt wird also zuerst abzuklären versuchen, wer eigentlich das Bedürfnis nach Hilfe verspürte, wer die vorliegende Situation als psychiatrischer Intervention bedürftig erklärte und weshalb und welches die auslösenden Umstände der akuten Krise waren. Je nach Beantwortung der beiden ersten Fragen wird sich der Psychiater überhaupt für zuständig erachten oder bei Bedarf eine somatische Untersuchung und Behandlung veranlassen, oder auch die Polizei avisieren.

Handelt es sich nach einer ersten Einschätzung der Lage tatsächlich um ein psychiatrisches Problem, wird im Laufe des Untersuchungsgesprächs, das den allgemeinen Regeln folgt, über das weitere Vorgehen entschieden. Das Ergebnis des Gesprächs wird stark davon abhängen, ob der Psychiater selbst die Ruhe bewahrt, den Faden in der Hand behält und sowohl beim Patienten als auch bei seinem Umfeld Vertrauen zu erwecken vermag.

Sehr häufig wird sich in Notfallsituationen die Frage stellen, ob der Kranke psychiatrisch hospitalisiert werden muss oder ob eine ambulante Untersuchung und Behandlung erfolgversprechend und ratsam sind. Einer der häufigsten Gründe für die notfallmäßige Hospitalisierung ist das Suizidrisiko. (Über seine Erkennung wurde bereits gesprochen, ▶ Kap. 3.7.2, S. 64f.). Andere Gründe sind selbstgefährdende Verwirrtheit und Desorientierung, zielloses Umherirren, nicht innerhalb nützlicher Frist zu dämpfende panikartige Ängste, Erregungen, Stuporzustände aus den verschiedensten psychiatrischen Diagnosen, oder allgemein die ernsthafte Selbst- oder Fremdgefährdung aus psychiatrischen Gründen. Der Psychiater muss selbstverständlich die am Ort des Patienten geltenden gesetzlichen Vorschriften für die unfreiwillige Hospitalisierung im Einzelnen kennen. Er hat sorgfältig die Interessen des Patienten abzuwägen und wird sich vor möglichen Tendenzen zur Dramatisierung durch die Umgebung hüten. Nicht selten wird er allerdings auch den Angehörigen nachdrücklich den Rat zur Hospitalisierung des akut Kranken geben müssen, wenn diese unfähig oder unwillig sind, den Ernst der Situation realistisch einzuschätzen. Solche Entscheidungen lassen sich oft erst nach einem längeren Untersuchungsgespräch fällen, wobei dieses von Anfang an therapeutische Funktion hat. Die Notfallpsychotherapie wurde in den letzten Jahren zum Begriff, verlangt aber vertiefte psychotherapeutische und tiefenpsychologische Kenntnisse. Eine Einführung geben z. B. Berzewski (2007) oder Hewer u. Rössler (1998).

5.7 Die Untersuchung in der Familie des Patienten

Die Psychotherapie ganzer Familien in gemeinsamen Sitzungen aller Mitglieder hat größere Bedeutung erlangt. Einzelne Autoren (z. B. Grotjahn 1968) schlagen deshalb vor, vom ersten Kontakt mit dem Psychiater an Familiensitzungen durchzuführen, sei es in der Wohnung der Familie oder evtl. in der Praxis des überweisenden Kollegen. Dieser letzte soll bei der Sitzung mit anwesend sein. Dieses Vorgehen wird empfohlen, um sowohl der Familie als auch dem behandelnden Arzt deutlich zu demonstrieren, dass der Psychiater lediglich eine konsiliarische Funktion wahrnimmt und dass die Behandlung ganz in den Händen des Allgemeinpraktikers bleibt. Auch wird auf diese Weise weniger Widerstand gegen den Psychiater mobilisiert, der nur als Besucher erscheint und nachher wieder verschwindet.

Ein analoges Vorgehen wird oft auch in der Eheberatung und -therapie empfohlen.

Vieles spricht heute dafür, dass der Psychiater in bestimmten Fällen die traditionelle Zwei-Personen-Situation von Untersuchung und Behandlung verlässt und zum gleichzeitigen Einbezug von Paaren oder ganzen Gruppen übergeht. Seine Untersuchung erfasst damit gleichzeitig und direkt den Kommunikationsstil zwischen Patient und seinen wichtigsten Beziehungspersonen, was für das Verständnis der Störungen und Beschwerden des Patienten von entscheidender Hilfe sein kann. Voraussetzung sind aber Kenntnisse der Ehe- und Gruppenpsychologie und allgemein der Partnerbeziehungen (s. auch die Hinweise in ▶ Kap. 6.2, S. 102f.).

5.8   Die psychiatrische Untersuchung von Kindern

Die Kinderpsychiatrie hat sich bekanntlich zu einem eigenen Fach entwickelt. Der Verschiedenheit des Kindes vom Erwachsenen entsprechend hat sie eigene Techniken für die Untersuchung psychisch gestörter Kinder erarbeitet. Zwar ist auch deren Mittelpunkt das Gespräch, jedoch wird es in viel höherem Maße als beim Erwachsenen ergänzt durch Tests, die Beobachtung im Spiel sowie beim Malen und Zeichnen. Die nichtverbale Kommunikation spielt eine größere Rolle. Das Gespräch muss dem Verstehenshorizont der Entwicklungsstufe des Kindes Rechnung tragen, und die beobachteten Verhaltensweisen sind in Relation zum normgemäßen Verhalten der Altersstufe zu sehen. Anleitungen zur Untersuchung von Kindern finden sich in den Lehrbüchern der Kinderpsychiatrie oder in speziellen Publikationen, z. B. jenen von Simmons (1972) und Herzka (1986).

6 Ergänzende Untersuchungen

6.1   Körperliche Untersuchung

> 🛈 **Die körperliche Untersuchung ist ein unerlässlicher Bestandteil der umfassenden psychiatrischen Beurteilung.**

Meist ergibt bereits die Anamnese hinreichend sichere Anhaltspunkte für die Vermutung einer somatischen Krankheit oder einer körperlich begründeten psychischen Störung. Die körperliche Untersuchung hat gleich diesen Verdacht zu erhärten oder zu widerlegen. In der Psychiatrie ist wie in der Allgemeinmedizin eine sorgfältige Exploration, die die verschiedenen somatischen Funktionen mit einbezieht, mehr wert als eine ungezielte, oberflächliche Untersuchung. Es wäre aber abwegig, in jedem Fall einer psychischen Störung eine komplette körperliche Untersuchung mit allen möglichen technischen Hilfsmitteln durchzuführen, wie das gelegentlich in Lehrbüchern empfohlen wird. Auch in dieser Hinsicht sollten Aufwand und Nutzen in einem vertretbaren Verhältnis bleiben, und die Untersuchung soll nur gezielt erfolgen, nämlich in jenem Bereich, in dem aufgrund der Angaben des Kranken überhaupt Störungen vermutet werden müssen. In der Klinik wird man nach jeder Aufnahme einen kursorischen körperlichen Status erheben und Zusatzuntersuchungen in jener Richtung anfügen, die durch die Beschwerden des Kranken angezeigt erscheinen.

Über die Notwendigkeit der ergänzenden körperlichen Untersuchung herrscht unter Psychiatern Einigkeit. Weniger einig ist man sich in der Frage, wer diese Untersuchung durchführen soll. Im »Normalfall« der psychiatrischen Untersuchung kommt der Kranke von sich aus bzw. auf Rat der Angehörigen oder anderer Betreuer oder wird von einem Kollegen zugewiesen. Trifft Letzteres zu, so werden schon eine oder mehrere körperliche Abklärungen durchgeführt worden sein. Dass in diesem Fall der Psychiater noch eine eigene vornimmt, ist gelegentlich überflüssig und für den Kranken nur eine Belästigung. Der Psychiater kann aber aufgrund seiner oft vollständiger erhobenen Lebensgeschichte in die Lage kommen, körperliche Zusatzuntersuchungen vorschlagen zu müssen, z. B. eine neurologische, ophthalmologische, otorhinolaryngologische, endokrinologische, toxikologisch u. a., für die er die betreffenden Spezialisten hinzuziehen wird.

Kam der Kranke direkt zum Psychiater, ohne dass vor kurzem eine körperliche Untersuchung durchgeführt wurde, so steht der Psychiater vor dem Problem, ob er selbst den Kranken untersuchen oder ihn einem Internisten, Allgemeinpraktiker oder Neurologen zuweisen soll. Der von der Klinik kommende Pychiater der älteren Schule wird es für selbstverständlich halten, dass er den Kranken selbst untersucht und damit gleichzeitig beweist, dass er ein Arzt und nicht ausschließlich Psychotherapeut ist. Umgekehrt wird der psychodynamisch orientierte Psychotherapeut ebenso selbstverständlich die körperliche Untersuchung an einen Kollegen delegieren, mit dem Argument, die Übertragungssituation würde sonst unübersichtlich und u. U in unerwünschter Weise beeinflusst. Wie häufig in der Medizin, sind auch in dieser Frage rigorose Standpunkte für den Kranken eher von Nachteil. Grundsätzlich sollte eine körperliche Untersuchung durchführen, wer dazu in der Lage ist und die notwendige Erfahrung besitzt. Viele Psychotherapeuten besitzen sie nicht mehr. Dann ist es zweifellos besser, den Patienten zu überweisen.

In der psychiatrischen Klinik ist es nach wie vor mit Recht eine Selbstverständlichkeit, dass derselbe Arzt den Kranken sowohl körperlich als auch psychisch untersucht. Im Allgemeinen sollte die körperliche Untersuchung bald nach dem Klinikeintritt stattfinden. Zu diesem Zeitpunkt ist sie auch für den Kranken am ehesten verständlich, weil ja sein gesamtes Befinden geprüft werden soll. Die alte Regel, dass die körperliche Untersuchung innerhalb 24 h nach Klinikeintritt stattfinden muss, ist auch heute nicht überholt. Sie gibt zudem Gelegenheit, einen ersten Kontakt mit dem Kranken herzustellen, und zeigt ihm den Psychiater in der Funktion des Arztes. Man wird aber auch diese Regel nicht starr einhalten, besonders bei jenen psychotischen Kranken, bei denen die körperliche Untersuchung Angst auslöst oder als sexuelle Annäherung missverstanden wird. Im Übrigen liefert die körperliche Untersuchung wertvolle Aufschlüsse über das Verhalten des Kranken, seine Angst, sein Schamgefühl, seine erotisch-verführerischen Tendenzen, seine hypochondrischen Einstellungen und seine psychomotorischen Äußerungen.

Welche Labor- und Spezialuntersuchungen im Einzelfall anzuordnen sind, ergibt sich aus den jeweiligen Befunden. Viele Kliniken haben ein Routineprogramm, das regelmäßig durchgeführt wird. Man denke daran, dass viele Untersuchungen Angst auslösen können; deshalb muss für sorgfältige Aufklärung und evtl. Begleitung des Kranken Sorge getragen werden. Körperliche Untersuchungen von Frauen sollten vom männlichen Arzt in Gegenwart einer weiblichen Hilfsperson vorgenommen werden. Die wahnhafte Verkennung kann zwar auch dadurch nicht verhindert werden, die Vorkehrung erleichtert aber in der Regel die Vertrauensfindung der Patientin und schützt im Übrigen auch juristisch.

6.2   Auskünfte von Angehörigen, Arbeitgebern und anderen Personen

Früher wurde den sog. »objektiven Angaben« über den Kranken, womit Auskünfte von Angehörigen und anderen Informanten gemeint waren, eine oft dominierende Rolle zugeschrieben. Beispielsweise verlangte Meyer (1951) vor der Untersuchung eines Kranken außerhalb der Klinik schriftliche Aufzeichnungen eines Familienmitgliedes, die am besten durch den Hausarzt korrigiert würden. Abgesehen davon, dass solche Auskünfte selten »objektiv« sind, ja es gar nicht sein können, weil ihre Lieferanten meist selbst Akteure in einem Familiendrama sind, wird heute auch die Bedeutung der Aussagen von Drittpersonen über den Kranken für die psychiatrische Beurteilung etwas anders eingeschätzt als früher. Dies mag damit zusammenhängen, dass die meisten Kranken, die ambulant zum Psychiater kommen, nicht schwer psychotisch oder sonst in ihren Äußerungen unverständlich sind.

Manche Patienten werden zur ersten Konsultation beim Psychiater von einem oder gar mehreren Angehörigen begleitet. Wen soll man zuerst empfangen? Soll man von Anfang an Patient und Begleiter oder gar die ganze Gruppe mit ins Untersuchungszimmer nehmen? Die Meinungen darüber sind heute unter den Psychiatern geteilt. Besonders die Anhänger der modernen Familien-, Ehe- und Gruppentherapie befürworten das letztere Vorgehen. Es gibt zweifellos gute Gründe für jede Möglichkeit. Der Psychiater sollte i. Allg. jenes Vorgehen wählen, das ihm vertraut ist und mit welchem er sich sicher fühlt. Keinesfalls sollte er sich aus theoretischen Überlegungen heraus in eine Rolle drängen lassen, die ihm nicht liegt. Die Konfrontation mit einer ganzen Familie oder auch nur mit einem Ehepaar braucht Übung und Erfahrung, wenn man nicht schwerwiegende Fehler machen will.

Die Autoren bevorzugen aufgrund eigener Erfahrungen folgendes Vorgehen: Wer bei der Anmeldung als Patient deklariert wird, soll zuerst und unter vier Augen mit dem Arzt sprechen können. Nur wenn kein Rollenträger dieser Art bezeichnet ist, wird von Anfang an ein Gespräch mit dem Paar oder der Kleingruppe durchgeführt. Diese Regel wird auch eingehalten, wenn der offensichtlich führende Partner, der den anderen als Patienten angemeldet hat, einleitend zu informieren wünscht. Damit soll verhindert werden, dass man sich von Anfang an unbewusst mit der Sicht der Umgebung des Patienten identifiziert (und dies auch dem Patienten signalisiert). Besonders wichtig ist dieses

Vorgehen bei Jugendlichen, die von ihren Eltern zur Untersuchung geschickt werden, aber auch bei Schizophrenen.

Bei urteilsfähigen Kranken wird man selbstverständlich nicht ohne ihr Wissen und ihre Einwilligung mit den Angehörigen sprechen. Wird ein Kranker zur Untersuchung begleitet, so ist er meist auch damit einverstanden, dass der Arzt anschließend noch mit der Begleitperson spricht. Allerdings darf diese Einwilligung nicht stillschweigend vorausgesetzt werden, sondern die Frage ist offen zu diskutieren. Unter Umständen wird der Kranke dann spezielle Themen vom Gespräch mit dem Begleiter ausnehmen wollen. Besondere Vorsicht ist bei unmündigen, aber urteilsfähigen Jugendlichen am Platz. Die Eltern haben nur eingeschränkt Anspruch auf Auskünfte des Arztes. Heikel ist die Situation jedoch, wenn die Eltern den Jugendlichen zum Psychiater bringen, also sie selbst den Behandlungsvertrag schließen, der Jugendliche aber nur gezwungenermaßen mitmacht. Dann ist ein sorgfältiges Abwägen des wohlverstandenen Interesses des Patienten notwendig. Es gibt keine allgemein gültigen Regeln dafür, in welchen Fällen die Unterredung mit dem Familienmitglied in Gegenwart des Kranken und wann ohne ihn erfolgen soll. Sicher aber sollen die Wünsche des Kranken in dieser Hinsicht eine entscheidende Rolle spielen; von Notfällen abgesehen, in denen gelegentlich auch über seinen Kopf hinweg gehandelt werden muss.

Spricht man allein mit den Angehörigen, so können schwierige Situationen entstehen, wenn man im Interesse des Kranken bestimmte Fragen nicht beantworten darf. Die bloße Weigerung, auf eine Frage einzugehen, weil der Kranke es nicht wünsche, kann geradezu das Misstrauen und die Eifersucht der Angehörigen wecken, was wiederum die Beziehung des Kranken zu seiner Familie stört. Wo solche Komplikationen befürchtet werden müssen, tut man gut daran, mit den Angehörigen nur im Beisein des Patienten zu sprechen. Freilich werden u. U. dann die Angehörigen gehindert, sich offen zu äußern; dies erlaubt nur eine halbe Information und erschwert die richtige Diagnose, z. B. bei Patienten, deren krankhafte Verhaltensweisen sich überwiegend in der Familie manifestieren.

Besonders vorsichtig wird man mit Erkundigungen außerhalb des engeren Familienkreises sein. Diese können aber zur Abklärung der sozialen Beeinträchtigung des Patienten, die für die Indikation zur Behandlung von Bedeutung ist, notwendig sein. Verlangt der Zweck der Untersuchung genauere Erhebungen in der Umgebung des Patienten, z. B. wenn eine Rentenberechtigung aus psychiatrischen Gründen abzuklären ist, dann wird man dem Kranken evtl. sagen müssen, dass ohne diese Auskünfte eine Beurteilung nicht möglich sei, was sich zu seinem Nachteil auswirken könne. Freilich wird man Sorge tragen, dass bei der Befragung von Auskunftspersonen trotz Einwilligung die Geheimsphäre des Patienten nicht mehr als unbedingt notwendig verletzt wird.

Muss man in der psychiatrischen Klinik Kranke untersuchen, die unfreiwillig in Notfallsituationen hospitalisiert wurden, ist man häufig allein schon für die Diagnose auf Auskünfte aus der Umgebung des Patienten angewiesen. Man wird aber auch in diesem Fall sorgfältig abwägen, welches Interesse des Kranken vorgeht, das seiner Geheimsphäre oder das der Behandlung. Keinesfalls darf es einfach das Interesse des Psychiaters bzw. seiner Bequemlichkeit sein, wenn die Geheimsphäre verletzt wird.

6.3   Anforderung früherer Krankengeschichten und Akten

Wo immer möglich, wird man frühere psychiatrische Krankengeschichten über den Patienten heranziehen. Bei Psychosen ist die Beurteilung von Diagnose und Verlauf oft nur mit ihrer Hilfe möglich. Es gehört zur Pflicht im Verkehr unter Kollegen, dass beim Ersuchen um Ausleihe mitgeteilt wird, aus welchen Gründen diese Bitte erfolgt. Der Besitzer der Krankengeschichte muss aufgrund dieser Angaben entscheiden können, ob er keine Verletzung der Schweigepflicht begeht, wenn er die Krankengeschichte zur Verfügung stellt. Für Informationszwecke zur Behandlung des Kranken darf i. Allg. das stillschweigende Einverständnis des Kranken zum Heranzug früherer Krankengeschichten vorausgesetzt werden. Bei Begutachtungen muss nach den lokalen gesetzlichen Vorschriften entschieden werden, wann und wie die Zustimmung des Kranken einzuholen ist.

6.4   Psychologische Testverfahren

In vielen Fällen wird der Psychiater wünschen, das Ergebnis seiner Untersuchung im Gespräch durch psychologische Testverfahren zu ergänzen. Im Gegensatz zu früheren Generationen wird er aber heute kaum mehr in der Lage sein, diese Tests selbst durchzuführen und auszuwerten; nicht nur aus zeitlichen Gründen, sondern auch weil ihm die notwendigen Kenntnisse fehlen. Er wird deshalb den Patienten dem klinischen Psychologen mit einer bestimmten Fragestellung überweisen. Damit er dies tun kann, muss er über die Möglichkeiten und Bedingungen der Testuntersuchung genügend informiert sein. Es stehen heute außerordentlich viele Tests zur Verfügung, und laufend werden neue entwickelt. Die Qualität der Untersuchung zeigt sich nicht in der wahllosen Vielfalt benutzter Testverfahren, sondern in der weisen Beschränkung auf einige Tests, deren Aussagewert und praktische Verwendbarkeit gut bekannt sind. Üblicherweise werden mehrere Hauptgruppen von Tests unterschieden (z. B. Dorsch 2003), wobei sich die Gruppen stark überschneiden:

- allgemeine Intelligenztests,
- Tests spezieller Fähigkeiten und Begabungen sowie Leistungstests,
- Persönlichkeitstests und
- klinische Tests zur Hilfe bei der Diagnose von Neurosen, Psychosen, Hirnschädigungen u. a.

Es werden im Folgenden einige Tests kurz vorgestellt, die sich u. E. als Ergänzung zum psychiatrischen Untersuchungsgespräch bewährt haben. In der Regel wird der Psychiater aber dem klinischen Psychologen nicht die Art der durchzuführenden Tests vorschreiben, sondern ihm das Problem formulieren. Der Psychologe wird dann aufgrund seiner Testkenntnis und Erfahrung jene auswählen, die ihm zur Lösung der gestellten Fragen am geeignetsten erscheinen.

6.4.1 Allgemeine Intelligenztests

Hamburg-Wechsler-Intelligenztestserie für Erwachsene (HAWIE)

Dieser wohl bekannteste Intelligenztest, die Hamburg-Wechsler-Intelligenztestserie für Erwachsene, liegt heute in einer revidierten Fassung als HAWIE-R vor, die ebenfalls 11 Untertests enthält. Sie eignet sich besser für die Untersuchung auch älterer Probanden und ist für die Altersstufen 16–74 Jahre geeicht. Für Kinder gibt es den HAWIK-R.

Man muss sich hüten, im IQ einen absoluten Wert zu sehen, der sich nicht langfristig im Laufe des Lebens oder vorübergehend verändern könnte. Die momentane Verfassung der Versuchsperson, die Stärke der Motivierung für den Test, behindernde psychopathologische Symptome wie Depression, formale Denkstörungen, Bewusstseinstrübung u. a. können selbstverständlich

Formale Gliederung und Auswertung des HAWIE

— **Verbalteil**

1. Allgemeines Wissen (mündlich zu beantwortende Wissensfragen)
2. Allgemeines Verständnis (mündlich zu beantwortende Verständnis-fragen)
3. Zahlennachsprechen (Reproduktion vorgesprochener Zahlen-reihen vorwärts und rückwärts)
4. Rechnerisches Denken (angewandte Rechenaufgaben)
5. Gemeinsamkeiten finden (Bildung von Oberbegriffen für je 2 Begriffe)
6. Wortschatztest (Definition von Begriffen)

— **Handlungsteil**

7. Zahlen-Symbol-Test (Zuordnung von Zahlen zu bestimmten Sym-bolen unter Zeitdruck)
8. Bilderordnen (Ordnen von Bilderserien zu einer sinnvollen Geschichte)
9. Bilder ergänzen (Ergänzen unvollständiger Bilder unter Zeitdruck)
10. Mosaiktest (Legen von Mosaiken nach Vorlage unter Zeitdruck)
11. Figuren legen (Zusammensetzen von Figuren unter Zeitdruck)

Die aus der Anzahl richtiger Antworten resultierenden Rohpunkte werden zum Vergleich und zur Interpretation in Wertpunkte transformiert und diese zu einem Intelligenzquotienten (IQ) zusammengefasst, der getrennt für den Verbal- und Handlungteil und für den Gesamttest berechnet wird. Der IQ bestimmt die Abweichung des Probanden von der mittleren Leistungsfä-higkeit seiner Altersgruppe.

— **Durchführung**

Der Zeitaufwand beträgt 1–2 h für die Durchführung und je nach Übung 0,5–1 h für die Auswertung.

— **Interpretation**

Der Mittelwert an Wertpunkten einer Altersklasse entspricht immer dem IQ 100. Im Bereich IQ 90–110 befinden sich 50% der Probanden der Grund-gesamtheit: Dieser IQ-Wert entspricht also dem Durchschnitt. Der Stan-dardmessfehler beträgt aber für den Gesamt-IQ bereits 7 Punkte, d. h. aus Durchführungs-, Auswertungs- und Subjektivitätsfehlern herrührend.

▼

> Der HAWIE erlaubt nicht nur die zahlenmäßige Bestimmung des IQ, sondern gibt darüber hinaus auch Einblick in die Art der Problemlösung, gestattet die Beobachtung der Versuchsperson unter Stress und kann Hinweise auf psychische Einzelfunktionen wie Auffassung, Gedächtnis, Merkfähigkeit geben. Der Test liefert deshalb mehr, wenn er vom erfahrenen Psychologen oder Psychiater selbst durchgeführt wird, als wenn nur eine Hilfsperson die Resultate der Untertests und den IQ berechnet.

das Ergebnis stark beeinflussen. Aber allein schon die Beziehung zum Testleiter, eine negativistische oder paranoide Einstellung, beeinträchtigt die »wahre« Leistungsfähigkeit des Patienten. Bei Kindern kann sich der IQ im Laufe der Entwicklung sowohl nach oben als auch nach unten deutlich verschieben. Das Resultat eines Intelligenztests in der Kindheit muss also nicht notwendigerweise dem Resultat beim Erwachsenen entsprechen. Schließlich ist es nicht möglich, die mit verschiedenen Tests gemessenen IQ direkt zu vergleichen. Man muss deshalb immer angeben, mit welchem Test ein bestimmter IQ-Wert gemessen wurde.

Der von Wechsler (1964) vorgeschlagene Intelligenzabbauquotient, der sich aus dem Resultat sog. beständiger und unbeständiger Untertests errechnen lässt, bewährt sich nach Meinung der Autoren für die Diagnose einer mnestischen Störung nicht. Hingegen kommt der Differenz zwischen Verbal-IQ und Handlungs-IQ eine gewisse Bedeutung zu. Ein deutliches Überwiegen des Verbalteils weckt den Verdacht auf organisch bedingten Intelligenzabbau.

Der IQ kann immer nur unter Berücksichtigung des Gesamtbefundes, sowohl hinsichtlich Entwicklungsstand als auch momentaner Verfassung, interpretiert werden. Man muss sich hüten, darin so etwas wie ein Maß für soziale Tüchtigkeit oder auch nur genereller kognitiver Fähigkeiten zu sehen.

Zeitaufwand der Durchführung 1–2 h, der Auswertung 0,5–1.

Testanleitung von Tewes (1991).

Progressiver Matrizentest

Weniger zeitraubend und einfacher in der Durchführung ist der Progressive Matritzentest von Raven (1960). In der Art des Multiple-choice-Verfahrens müssen in Gruppen von geometrischen Figuren Lücken in der einzig passenden Weise ausgefüllt werden. Der Test ist sprachfrei, er kann im Gegensatz zum HAWIE auch fremdsprachigen Versuchspersonen vorgelegt werden. Sofern der Proband das Prinzip der Lösung sicher begriffen hat, kann er während der Durchführung des Tests allein gelassen werden. Dagegen werden die intellektuellen Fähigkeiten durch den Raven-Test einseitiger erfasst als mit dem HAWIE, weil er eine bestimmte Begabung bevorzugt. Er misst überwiegend die rein theoretische Intelligenz, das logisch-deduktiv-kombinatorische Denken und vernachlässigt dabei die mehr praktisch-soziale Intelligenz. Er liegt in 3 verschiedenen Formen vor: einer farbigen (für Kinder, intellektuell Minderbegabte und hirnorganisch Geschädigte), einer Standard- und einer fortgeschrittenen Form (für Hochbegabte). Er eignet sich für eine vorläufige Orientierung, hat zudem den Vorteil, von der Versuchsperson kein Schulwissen zu verlangen und weckt deshalb weniger Widerstände.

Zeitaufwand für die Durchführung 45–60 min, für die Auswertung ca. 15 min.

Testanleitung von Raven (1960).

6.4.2 Leistungstests

Als Ergänzung zum psychiatrischen Untersuchungsgespräch haben aus dieser Testgruppe vor allem jene Bedeutung, die Gedächtnis, Aufmerksamkeit, Konzentration, Sinnesfunktionen und psychomotorische Fähigkeiten prüfen. Besonders für die Diagnose des organisch bedingten Abbaus dieser Fähigkeiten kann die Verwendung solcher Tests unerlässlich sein. Es ist dabei von Vorteil, wenn der Psychiater, der häufig psychoorganische Zustände zu beurteilen hat, selbst eine Anzahl Tests aus eigener Erfahrung kennt. Gegenüber den in ▶ Kap. 3.4.2 genannten Hilfsmitteln zur Prüfung von Gedächtnis und Merkfähigkeit haben sie den Vorteil, standardisiert, d. h. an einer zweckmäßig zusammengesetzten Stichprobe genormt zu sein, weshalb ihre Werte zuverlässiger sind. Die hier gebotene Auswahl ist aufgrund eigener Erfahrung entstanden. Es können aber mit gleicher Berechtigung auch andere Verfahren für denselben Zweck gewählt werden.

Zu beachten ist, dass auch die hier besprochenen standardisierten Tests für den Nachweis eines Hirnabbaus wenig valide sind. Sie erleichtern in erster Linie die Indikation zur neurologischen Abklärung. Sie sollen also dieser vorausgehen. Wenn schon der neurologische Befund unklar ist, verhelfen diese

Tests in der Regel nicht zu größerer diagnostischer Sicherheit. Sie erfassen auch nur hirndiffuse, nicht hirnlokale Veränderungen. Spezielle neuropsychologische Verfahren werden nicht erwähnt. Sie sind für den psychiatrischen Praktiker kaum geeignet. Das Gebiet der neuropsychologischen Testung wächst in der letzten Zeit schnell und hat inzwischen einen hohen Spezialisierungsgrad erreicht. Als eigenes Gebiet kann v. a. die Demenzdiagnostik angesehen werden.

Benton-Test

Der Versuchsperson werden Tafeln vorgelegt, auf denen eine oder mehrere geometrische Figuren gezeichnet sind. Nach der Exposition ist jede Tafel aus dem Gedächtnis zu zeichnen. Für die Auswertung ist die zeichnerische Darstellung unwesentlich, entscheidend sind die richtige Zuordnung der Figuren, die richtige Anordnung im Raum, die Größenverhältnisse u. a. Die Normwerte sind abhängig vom Intelligenzniveau und vom Alter der Versuchsperson. Der Test prüft Auffassung und Merkfähigkeit. Er gibt Hinweise auf einen organisch bedingten Intelligenzabbau. Er kann aber nicht zwischen organischen Störungen, Depression und Intelligenzminderungen trennen.

Zeitaufwand für die Durchführung und die Auswertung 20–25 min. Testanleitung von Benton (1996).

Test d_2 (Aufmerksamkeitsbelastungstest)

Es handelt sich um einen Durchstreichtest, der unter Zeitdruck zu absolvieren ist. Für die Auswertung maßgebend sind die Gesamtzahl der bearbeiteten Zeichen und die Fehlerzahl. Die Normwerte sind von Geschlecht und Alter abhängig. Die Leistung der Versuchsperson wird im Prozentrang (PR) ausgedrückt, d. h. in einer Zahl, die angibt, wie viele Prozente einer Stichprobe der betreffenden Alters- und Geschlechtsklasse eine gleiche oder schlechtere Leistung haben. Der Test prüft nicht speziell mnestische Funktionen, sondern allgemein die Konzentrationsfähigkeit unter Belastung, d. h. Zeitdruck. Es hat sich gezeigt, dass diese Fähigkeit gerade bei psychoorganisch veränderten Kranken häufig herabgesetzt ist. Gegenüber dem Benton-Test hat dieser den Vorteil, weniger von der Intelligenz abhängig zu sein. Ein Nachteil des weit verbreiteten d_2-Tests ist, dass ein relativ enger Bereich des Konzentrationskonstrukts geprüft wird.

Zeitaufwand für die Durchführung und die Auswertung 15–20 min. Testanleitung von Brickenkamp (1994).

Diagnostikum für Zerebralschädigung (DCS)

Es handelt sich um einen Lernversuch mit optischen Gestalten. Folgende Hauptfunktionen werden geprüft:

1. Gestaltwahrnehmung,
2. Gestaltspeicherung,
3. Gestaltreproduktion und Übertragung auf die motorische Ebene und
4. Aufmerksamkeit und konzentrative Zuwendung.

Das Testmaterial besteht aus einer Serie von 9 Karten mit aufgedruckten abstraktgeometrischen Zeichen und aus 5 Holzstäbchen, Die Versuchsperson hat die Aufgabe, sich die einzeln vorgelegten Karten bzw. Zeichen, die je aus fünf Strichen aufgebaut sind, zu merken, ebenso die Reihenfolge der Präsentation. Die Zeit dafür ist nicht begrenzt. Anschließend müssen die Zeichen mit den Holzstäbchen aus dem Gedächtnis nachgelegt werden, in beliebiger Reihenfolge, jedoch muss auch die Stelle der Vorlage richtig genannt werden. Der ganze Versuch wird so lange wiederholt, bis die Versuchsperson alle neun Zeichen in einem Zug aus dem Gedächtnis richtig darstellen und platzieren kann. Bei normal intelligenten (IQ >82), nicht älter als 60-jährigen, nichtpsychotischen Versuchspersonen, die den Versuch nicht innerhalb von 6 Wiederholungen richtig lösen, besteht ein erheblicher Verdacht auf eine Hirnschädigung.

Zeitaufwand für die Durchführung 10–30 min, für die Auswertung 15 min.

Testanleitung von Weidlich u. Lamberti (1993).

6.4.3 Persönlichkeitstests

Bei der Beschreibung des Aspekts Persönlichkeit ist zwischen der Erfassung von Persönlichkeitseigenschaften und der Diagnostik von Persönlichkeitsstörungen zu unterscheiden.

Im ersten Fall geht es eher um die Feststellung eines bestimmten Profils, das evtl. Stärken und Schwächen eines Menschen anzeigen kann, von sich aus aber keinen Krankheitswert haben muss. Tests zur Erhebung von Persönlichkeitseigenschaften haben dementsprechend eine zunehmende Bedeutung im Rahmen von Eignungstests für bestimmte Tätigkeiten (z. B. Berufsberatung, Einstellungsuntersuchungen, Managementberatungen). Hier werden sie heute fast inflationär gbraucht und in der Regel in ihrer Aussagekraft überschätzt. Im psychiatrischen Bereich spielen sie eher eine untergeordnete Rolle. Stark erhöhte Ausprägungen bestimmter Eigenschaften bei einzelnen Menschen (z. B. Ängstlichkeit, Aggressivität) können im Einzelfall einmal Ansatzpunkte für Therapien sein; auch in der Rehabilitationsphase psychischer Erkrankungen kann es wichtig sein, die Rehabilitationsschritte und -ziele dem Persönlichkeitsprofil der Patienten anzupassen. Im Bereich der Erfassung von Persönlichkeitseigenschaften stehen heute standardisierte Fragebogen (meist Selbstbeurteilungsinstrumente) im Vordergrund. Beispiele solcher Tests sind im deutschsprachigen Raum das »Freiburger Persönlichkeitsinventar« (FPI-R) und der »Gießen-Test« (GT). In der Hand des Erfahrenen können auch projektive Tests wie der »Rorschach-Test« oder der »Thematische Gestaltungstest« (TGT) Zusatzinformationen bringen. Bemühungen, das Antwortverhalten und die Auswertung auch bei projektiven Verfahren stärker zu standardisieren und damit v. a. die Reliabilität zu verbessern, haben in den letzten Jahren zu einer gewissen Renaissance in der Anwendung geführt und werden möglicherweise die ansonsten nachlassende Bedeutung dieser Tests aufhalten.

Persönlichkeitsstörungen sind Ausformungen von Persönlichkeiten mit Krankheitswert. Neben den veränderten Eigenschaften einer Persönlichkeit spielen hier für die klassifikatorische Diagnose auch die durch die Persönlichkeitsstörung veränderte Interaktion mit anderen Menschen und die Einschränkung der subjektiven Lebensqualität eine Rolle. Bei den Tests zur Erfassung von Persönlichkeitsstörungen handelt es sich also um Instrumente zur klassifikatorischen Diagnostik. Das offizielle Instrument der Weltgesundheitsorganisation (WHO) zur Erfassung von Persönlichkeitsstörungen nach dem ICD-10 ist die »International Personality Disorder Examination« (IPDE). Als diagnostische Hilfsmittel dienen auch Checklisten. Für den Bereich der Persönlichkeitsstörungen im deutschsprachigten Raum sind die Aachener Merkmalsliste zur Erfassung von Persönlichkeitsstörungen (AMPS) und die Internationale Diagnosen-Checkliste für Persönlichkeitsstörungen (IDCL-P) zu nennen.

Freiburger Persönlichkeitsinventar, revidierte Form (FPI-R)

Dieser ursprünglich von J. Fahrenberg und H. Selg in Freiburg i. Br. analog dem »Minnesota Multiphasic Personality Inventory« (MMPI) entwickelte Fragebogen enthält in der revidierten Fassung nur noch 138 Feststellungen (Items). Er ist an einer repräsentativen Stichprobe der Bundesrepublik neu normiert worden und umfasst nun die folgenden 10 Haupt- und 2 Nebenskalen bzw. Dimensionen:

◘ Tab. 6.1. Freiburger Persönlichkeitsinventar, revidierte Form (FPI-R)

Dimension		von	bis
1.	Lebenszufriedenheit:	zufrieden, zuversichtlich	unzufrieden, negativ
2.	Soziale Orientierung:	hilfsbereit	selbstbezogen
3.	Leistungsorientierung:	aktiv, ehrgeizig	wenig energisch und ehrgeizig
4.	Gehemmtheit:	gehemmt, unsicher	ungezwungen, selbstsicher
5.	Erregbarkeit:	erregbar, empfindlich	ruhig, gelassen
6.	Aggressivität:	spontan, sich durchsetzend	kontrolliert, zurückhaltend
7.	Beanspruchung:	überfordert	belastbar
8.	Körperliche Beschwerden:	psychosomatisch gestört	nicht gestört
9.	Gesundheitssorgen:	Furcht vor Erkrankungen	wenig Gesundheitssorgen
10.	Offenheit:	offenes Zugeben kleiner Schwächen	auf guten Eindruck bedacht
E.	Extraversion:	extravertiert, gesellig	introvertiert, zurückhaltend
N.	Emotionalität:	labil, empfindlich	stabil, gelassen

Die Auswertung erfolgt mithilfe von Schablonen, wobei die Punktzahlen der einzelnen Skalen ein Profil liefern, auf dem die Werte der Versuchsperson innerhalb der Dimension direkt abgelesen werden können. Gegenüber dem MMPI hat der FPI den Vorteil, sowohl für Versuchsperson als auch für Versuchsleiter arbeitssparender zu sein. Er ist ferner valider und auch für mitteleuropäische Versuchspersonen eher angemessen als die bloße Übersetzung aus dem Amerikanischen.

Der Test gibt keine direkten Hinweise auf das Vorliegen einer bestimmten psychiatrischen Erkrankung als auf das aktuelle Befinden und auf Persönlichkeitseigenarten. Er liegt in zwei Halbformen vor, die für sich allein und u. a. zur Verlaufskontrolle verwendet werden können.

Zeitaufwand für die Durchführung 20–30 min, für die Auswertung rund 30 min.

Testanleitung von Fahrenberg u. Selg (1994).

Gießen-Test (GT)

Der Gießen-Test wurde von Beckmann et al. entwickelt (Beckmann et al. 1990). Er umfasst 40 Items, aus denen 6 Skalen berechnet werden können. Diese Skalen beziehen sich auf »soziale Resonanz«, »Dominanz«, »Kontrolle«, »Grundstimmung«, Durchlässigkeit« und »soziale Potenz«. Eine Besonderheit der Skala liegt in ihrem Versuch, psychoanalytische Konzepte in einen Persönlichkeitstest einfließen zu lassen. Der Test erlaubt zusätzlich eine Paardiagnostik. Es liegen Hinweise vor, dass der Test die Gütekriterien erfüllt; insgesamt gibt es aber dazu noch zu wenige Untersuchungen. Der Gießen-Test ist wegend der relativ wenigen Items in der Durchführung besonders zeitökonomisch und eignet sich gut für einen raschen und dennoch breiten Überblick über Persönlichkeitseigenschaften. In der Originalversion handelt es sich um ein Selbstbeurteilungsinstrument. Durch einfache Umformulierung der Fragen ist er aber auch für eine Fremdbeurteilung geeignet und bietet durch die Anwendung beider Versionen einen Vergleich von Selbst- und Fremdbild einer Person. Eine Analyse der Arzt-Patient-Beziehung, Paar-, Familien- und anderer Gruppenbeziehungen wird dadurch möglich.

Zeitaufwand für die Druchführung beträgt etwas 15 min; Normen liegen vor.

Testanleitung von Beckmann et al. (1990).

Rorschach-Test

Er ist wohl der am häufigsten gebrauchte projektive Test, der auch die vielseitigste Anwendung hat. Er ist so bekannt, dass seine Durchführung hier nicht näher geschildert werden muss. Im Übrigen stehen mehrere ausgezeichnete Anleitungen in Buchform zur Verfügung, z. B. von Rorschach (1992) oder Bohm (1996).

Die differenzierte Auswertung verlangt ein spezielles Studium der Fachliteratur und größere persönliche Erfahrung. Der Rorschach-Test kann für die psychiatrische Diagnostik wertvolle Hinweise liefern, die aber anderweitig gesichert werden müssen. Auch der Rorschach-Test kann nur im Rahmen des gesamten Befundes richtig interpretiert werden.

Er erlaubt v. a. Einblicke in den Denkablauf und seine Beeinflussbarkeit. Er gibt Hinweise auf die vorherrschenden Triebe und Affekte, die Abwehr- und Steuerungsvorgänge, die dagegen gebraucht werden. Ferner erlaubt er Einblicke in die Vorstellungen über sich selbst und die Beziehungen zu anderen Menschen, in den Denkablauf und seine Beeinflussung durch Affekte, in den

Reichtum bzw. die Verarmung und die verschiedenen Kategorien der Vorstellungsinhalte.

Im Ganzen gibt der Test ein Bild des charakterlichen und intellektuellen Aufbaus der Persönlichkeit. Er kann Hinweise auf das Intelligenzniveau und die Struktur der Begabung liefern, auf psychoorganische Wesensveränderungen, auf neurotische Konflikte und die dagegen wirksamen Abwehrvorgänge, auf Denk- und Affektstörungen psychotischer Art, auf Angst- und Schuldgefühle u. a. Dabei muss man sich vor Augen halten, dass der Test v. a. Möglichkeiten des Reagierens und Verhaltens anzeigt, dass daraus aber nicht ohne weiteres auf das Verhalten der Versuchsperson außerhalb der Testsituation geschlossen werden darf. Mit anderen Worten, es sind nur phänomenologische, keine ätiologischen Schlüsse möglich.

Der Zeitaufwand für die Durchführung ist individuell sehr verschieden, 15–60 min oder mehr; für die Auswertung eine oder mehrere Stunden, je nach Reichhaltigkeit des Protokolls und Differenziertheit der Beurteilung.

Testanleitung von Roschach (1992) oder Bohm (1996).

Thematischer Gestaltungstest (Salzburg) TGT(-S)

Dieser Test ersetzt den bisherigen Thematischen Apperzeptionstest (TAT) von Murray. Er besteht aus 32 teils farbigen, teils schwarz-weißen Bildvorlagen, die sich in 2 Serien gliedern. Sie zeigen einen oder mehrere Menschen, wobei die Umstände eine besondere emotionale oder konflikthafte Situation nahe legen. Die Szenen sind aber unscharf gehalten, sodass zahlreiche Interpretationen möglich sind. Die Versuchsperson wird aufgefordert, zu jeder Tafel eine Geschichte zu erfinden, in der gesagt wird, wie es zur dargestellten Szene kam, was gerade geschieht und wie es nun weitergehen wird. Es gibt Tafeln, die speziell für männliche bzw. weibliche oder jugendliche Versuchspersonen gedacht sind, und solche, die unabhängig von Alter und Geschlecht verwendet werden sollen.

Die Auswertung geht von der Annahme aus, dass die Versuchsperson über die Identifikation mit den dargestellten Personen ihre eigenen Konflikte in der Geschichte zum Ausdruck bringt. Die Erzählungen der Versuchsperson werden also bzgl. der darin erscheinenden Affekte, Muster der zwischenmenschlichen Beziehungen, der Konflikte und Konfliktlösungen u. a. durchgesehen. Eine statistische Verarbeitung ergibt aber, anders als beim Rorschach-Test, kaum zusätzliche Informationen. Der TGT eignet sich deshalb besonders zur Ergänzung des tiefenpsychologisch geführten Interviews. Er provoziert u. U.

etwas weniger Abwehr als das direkte Gespräch, weil er der Versuchsperson erlaubt, die Affekte und Konflikte anderer Menschen zuzuschreiben.

Der Zeitaufwand ist schwer voraussehbar und je nach Produktivität der Versuchsperson enorm verschieden. Der Test muss aber nicht in einer einzigen Sitzung durchgeführt werden.

Testanleitung bei Revers u. Widauer (1991).

»International Personality Disorder Examination« (IPDE)

Der IPDE ist von der Arbeitsgruppe um Loranger entwickelt worden. Er ist von der WHO als das offizielle Instrument zur Erfassung von Persönlichkeitsstörungen im ICD-10 erklärt worden. In der Anwendung des Tests wird zunächst mit einem Screeningfragebogen mit 59 Items versucht, wesentliche und damit näher zu explorierende Bereiche herauszufiltern. Das detaillierte Interview beschäftigt sich mit Informationen zu den Bereichen »Arbeit«, »Selbst, Selbstgefühl, Selbsteinschätzung«, »zwischenmenschliche Beziehungen«, »Affekte«, »Realitätsbeurteilung/Realitätskontrolle« und »Impulskontrolle«. Bei dem Instrument handelt es sich um eine Fremdbeurteilung, bei der auch Informationen Dritter (z. B. Verwandter) einbezogen werden können.

Eine an die diagnostischen Kriterien des DSM-IV angepasste Version liegt vor. Mehrere Untersuchungen belegen, dass mit der standardisierten Prüfung mit dem IPDE eine reliable Erfassung von Persönlichkeitsstörungen gewährleistet wird.

Die Durchführungszeit schwankt sehr, abhängig von verschiedenen Variablen wie Introspektionsfähigkeit, Kooperationsbereitschaft sowie nach dem Screeening als relevant identifizierte Bereiche. Erfahrungswerte liegen zwischen einer und vier Stunden.

Deutsche Testanleitung von Mombour et al. (1996).

Checklisten

Checklisten dienen zur strukturierten Erfassung der diagnostischen Kriterien verschiedener Diagnosesysteme. Sie bieten eine Vereinfachung der Diagnostik durch ihren strukturierten Aufbau, setzen aber diagnostisches Expertenwissen voraus, da die Kriterien in freien oder halbstrukturierten Interviews erhoben werden. Die mit solchen Instrumenten erreichbare Interrater-Reliabilität liegt dementsprechend deutlich unter der mit standardisierten Interviews zu erreichenden. Im deutschsprachigen Raum ist vor allem die Aachener Merkmalsliste zur Erfassung von Persönlichkeitsstörungen (AMPS) zu nennen, die

neben den ICD-10- und DSM-IV-Kriterien auch Kriterien für Persönlichkeitsstörungen nach den Konzepten Kretschmers und Schneiders erfasst (Sass et al.
1995). Als zzt. etablierteste Checkliste gilt die Internationale Diagnosen-Checkliste für Persönlichkeitsstörungen (IDCL-P) nach Bronisch et al. (1995).

Zeitaufwand für die Durchführung liegt zwischen 0,5 und 1 h.

Testanleitung für AMPS von Sass et al. (1995), für IDCL-P von Bronisch
et al. (1995).

6.5   Überweisung an den klinischen Psychologen

6.5.1 Vorbereitung des Patienten

Ebenso wie für eine körperliche Spezialuntersuchung sollte der Kranke auch
auf die Begegnung mit dem Psychologen vorbereitet werden. Der Arzt wird
ihm erklären, dass zur Vervollständigung der Untersuchung oder evtl. zur Beantwortung spezieller Fragen (z. B. Eignungen, Neigungen, Gedächtnis usw.)
besondere Untersuchungsmethoden notwendig sind. Man wird i. Allg. vermeiden zu sagen, dass aus den Tests Hinweise auf Diagnosen möglich werden, und
sie vielmehr als Beitrag zum Verständnis des Kranken und seiner Schwierigkeiten bezeichnen. In der Regel wird man dem Kranken auch nicht bestimmte
Tests nennen, die appliziert würden, weil der Psychologe, wie bereits erwähnt,
in der Wahl seiner Hilfsmittel frei sein sollte.

Meistens genügen einige Worte der Aufklärung, um die günstige Mitarbeit
des Kranken zu erhalten. Man wird auch darauf hinweisen, dass die Psychodiagnostik geeignet ist, die gesunden Anteile der Persönlichkeit erkennbar
zu machen. In der ambulanten Praxis ergibt sich diese Information für den
Kranken ohne weiteres, weil er für einen neuen Termin bestellt werden muss.
In der Klinik sollte es nicht vorkommen, dass der Arzt ohne Wissen des Patienten eine psychologische Untersuchung bestellt und der Kranke dann nichts
ahnend ins psychologische Laboratorium einberufen wird. Seine Mitarbeit
kann unter diesen Umständen leicht in Frage gestellt sein, worauf sich im negativen Fall der Aufwand nicht mehr lohnt. Es ist besser, bei einem wider-
strebenden Kranken auf die Untersuchung vorläufig zu verzichten, nicht nur
weil die Testresultate fragwürdig wären, sondern auch weil der therapeutische
Effekt, der eventuell vom Kontakt mit dem Psychologen ausgehen kann, verhindert wird.

6.5.2 Fragestellung an den Psychologen

Damit der Psychologe seine Hilfsmittel richtig auswählen kann, muss er wissen, welche Probleme sich dem Psychiater bei der Beurteilung des Kranken stellen bzw. welche Fragen er beantwortet haben möchte. Er muss z. B. wissen, ob eine Beurteilung des allgemeinen Intelligenzniveaus einschließlich spezieller Begabungen gewünscht wird, ob eine psychoorganische Störung verifiziert werden soll, ob ein Studium der grundlegenden inneren Konflikte und Verhaltensweisen zu ihrer Bewältigung verlangt wird oder ob sich die Frage psychotischer Erlebnisweisen und Denkprozesse stellt.

Der Psychologe sollte also wissen, ob die diagnostischen Erwägungen des Psychiaters in folgende Richtung gehen:

- Intelligenzminderung,
- hirnorganische Störungen,
- neurotische Konflikthaftigkeit bzw. abnorme Verhaltensweisen und
- psychotische Störungen.

Am einfachsten wird die Fragestellung in einem kurzen Gespräch mit dem Psychologen bereinigt. Dabei können die seelischen Funktionsbereiche, die genauer zu prüfen sind, genannt werden, z. B.

- allgemeines Intelligenzniveau,
- spezielle Begabungen,
- Berufseignungen und Interessen,
- Gedächtnis, Merkfähigkeit, Auffassung,
- Aufmerksamkeit, Konzentration, Leistungsfähigkeit,
- Wahrnehmung,
- Denken, abnorme Denkprozesse, Abhängigkeiten von Affekten,
- affektive Ansprechbarkeit,
- Antrieb, Willensbildung,
- Einstellungen und Gesinnungen,
- Kommunikation,
- Einstellung zur eigenen Person und
- Einstellung zur Sexualität.

Als weniger günstig hat sich die Überweisung mithilfe vorgedruckter Formulare herausgestellt. Der Anfänger ist dann versucht, alles zu verlangen, um vollständig zu sein. Perfektionismus ist aber bei der psychologischen Testung ebenso zweifelhaft wie bei der körperlichen Untersuchung. Aufwand und Kosten stehen meist nicht in einer vertretbaren Relation zum Nutzen, abgesehen von der Belästigung des Kranken. Im Gespräch mit dem Psychologen muss deshalb auch die Sinnhaftigkeit des Auftrags überprüft werden. Ein sinnvoller Auftrag sollte für den Kranken in diagnostischer und/oder therapeutischer Hinsicht Konsequenzen haben, indem die Resultate dem Arzt Informationen für die Beurteilung und den Umgang mit dem Kranken liefern. Die Bereinigung des Auftrags im Gespräch mit dem Psychologen fördert die Zusammenarbeit und verhindert sinnlose Testapplikationen, deren Resultate nur den Umfang der Krankengeschichte vergrößern. Auch von Routineuntersuchungen aller Klinikeintritte ist abzusehen.

6.5.3 Nachbesprechung mit dem Patienten

Es hat sich als günstig erwiesen, wenn der Psychologe den Patienten nach Abschluss der Untersuchung und Auswertung zu einem orientierenden Gespräch bestellt. Dabei wird er ihm die Resultate erläutern und so Ängste und übertriebene Erwartungen abbauen können. Jedenfalls unter stationären Verhältnissen sollte sich ein solches Gespräch leicht arrangieren lassen. Vielleicht lassen sich aus den diagnostischen Befunden auch therapeutische Gespräche ableiten, in die diese Nachbesprechung dann nahtlos führt. Im günstigsten Fall ergeben sich aus der Nachbesprechung direkt und konkret Therapieziele für die psychotherapeutische Behandlung.

7 Psychiatrische Diagnose

Das Ziel des psychiatrischen Untersuchungsgesprächs ist doppelt: einerseits therapeutisch, anderseits diagnostisch.

Der therapeutische Aspekt ergibt sich aus der Arzt-Patienten-Beziehung, die im Laufe des Gespräches entsteht, und den von ihr ausgehenden günstigen Wirkungen auf das Selbstverständnis des Kranken sowie den Impulsen zur Neuorientierung. Wie wiederholt betont wurde, ist deshalb das Untersuchungsgespräch häufig die erste therapeutische Sitzung, der weitere zu folgen haben. Um gleich einem Missverständnis vorzubeugen: gemeint ist nicht die erste Anwendung einer bestimmten therapeutischen Methode. Welche Form der Psychotherapie für den jeweiligen Kranken die richtige ist, ergibt sich meist erst im Laufe der Untersuchung. Auch aus diesem Grund muss das Untersuchungsgespräch so offen wie möglich geführt werden, um die Wahl verschiedener psychotherapeutischer Verfahren zu erlauben.

Das diagnostische Ziel ist wiederum zweifach: es bezieht sich

- auf die psychiatrische Diagnose im engeren Sinne, d. h. auf die Bestimmung der Krankheit oder der Störungen des Patienten im Rahmen eines nosologischen Systems und
- auf seine psychosoziale Beurteilung.

Zur Letzteren gehören die aktuelle Lebenssituation des Patienten, seine gesellschaftliche Stellung, seine mitmenschlichen Beziehungen, die Konflikte, die ihm daraus erwachsen, seine Lösungsversuche, die Ansprüche und Erwartungen, die er hegt u. a.

Die Fragen, die das psychiatrische Untersuchungsgespräch also beantworten soll, lauten u. a.:

- Was führt den Patienten zum Psychiater?
- Welche psychischen und/oder sozialen Probleme kann er nicht bewältigen und warum nicht?
- Wer wird außer dem Patienten von diesen Problemen betroffen und in welcher Weise?
- Liegen die Schwierigkeiten eher beim Patienten oder eher an seiner Umgebung?
- Welches ist das gegenwärtig vorherrschende Zustandsbild? Wie ist es entstanden?
- Liegt eine körperliche und speziell eine zerebrale Erkrankung vor?
- Welche Diagnose lässt sich stellen?

- In welchen Lebensbereichen hat sich der Patient bewährt, wo liegen seine Begabungen und Fähigkeiten?
- Welche Fähigkeiten und welche innere Bereitschaft lässt der Patient erkennen, um etwas an seiner Lage zu ändern?
- Welche Hilfe kann ihm der Untersucher selbst geben oder allenfalls vermitteln?
- Welches ist die voraussichtliche Prognose der festgestellten Krankheiten oder Störungen?

Aus den Angaben des Kranken, seinen eigenen Feststellungen und weiteren Informationen gelangt der Arzt zur Diagnose. Im Gegensatz zur Psychopathologie (symptomale Diagnostik) wird die Einreihung des Kranken in ein heute meist verwendetes operationalisiertes Klassifikationssystem auf hypothesenprüfendem Weg gewonnen. Im Folgenden wird zunächst der Weg zur Diagnose kurz beschrieben und anschließend das Klassifikationsschema der ICD-10 vorgestellt.

7.1   Weg zur Diagnose

Der Psychiater wird von Anfang an eine Auswahl der gebotenen Informationen und Beobachtungen treffen müssen. Es wird ihm auch nicht möglich sein, alle überhaupt zur Verfügung stehenden Untersuchungsmethoden anzuwenden, schon aus Zeit- und Kostengründen nicht, aber auch im Interesse des Kranken, der vom Ergebnis der Untersuchung ja unmittelbar profitieren soll. Im »Normalfall« des psychiatrischen Untersuchungsgesprächs wird der Arzt im ersten Teil aufgrund der von ihm unvoreingenommen festgestellten Daten sich in Gedanken bald zu den folgenden 4 Fragen äußern müssen:

1. Liegt vermutlich eine körperlich begründete psychische Störung oder Erkrankung vor?
2. Liegt vermutlich eine Störung vom Grade einer Psychose vor?
3. Welches psychosoziale Problem steht im Vordergrund?
4. Liegt gleichzeitig eine körperliche Erkrankung vor?

Eine Bejahung der beiden ersten Fragen wird den Psychiater veranlassen, das bisher unstrukturierte Gespräch mehr im Sinne der gezielten Exploration zu führen, um die für eine psychiatrische Diagnose relevanten Daten zu erhalten.

Es besteht in dieser Hinsicht eine Wertigkeit psychiatrischer Symptome, wobei alle Hinweise auf eine körperlich bedingte psychische Symptomatik höchste Wertigkeit besitzen. Die Begründung liegt darin, dass bei den körperlich bedingten psychischen Störungen die Diagnose gleichzeitig einen Hinweis auf die Ätiologie liefert, was für die Therapie von Anfang an einen besonderen Ansatzpunkt geben kann. Die Behandlung ist in diesen Fällen keine primär psychiatrische, sondern sie richtet sich gegen das Grundleiden, also z. B. die Enzephalitis, den Hirntumor, die Stoffwechselstörung u. a.

Die frühzeitige Beantwortung der zweiten Frage ist deshalb von Bedeutung, weil eine psychotische Störung die Fähigkeit des Kranken, seine psychosozialen Probleme zu lösen, gegenwärtig und in Zukunft oft wesentlich stärker in Mitleidenschaft zieht, als wenn andersartige Störungen vorherrschen. Hierbei ist in erster Linie an Krankheiten aus dem Bereich schizophrener und affektiver Störungen zu denken. Freilich darf dieser Schluss nur mit Vorbehalten gezogen werden; i. Allg. ist es aber doch so, und auch für die Therapie ergeben sich daraus besonders zu berücksichtigende Gesichtspunkte.

Der Begriff Psychose, psychotische Störung, wird bekanntlich sehr unterschiedlich definiert und deshalb in den operationalisierten Klassifikationssystemen eher vermieden. In Anlehnung an das Lehrbuch von Bleuler (1983, S. 119f.) wird von den Autoren in erster Linie die Bezeichnung einer schwereren psychischen Störung oder Erkrankung gemeint bzw. ein Mensch, der »alienus«, im populären Sinn verrückt bzw. geistes- oder gemütskrank ist. Eine Psychose liegt aber nicht nur dann vor, wenn Wahn, Halluzination oder Denkstörungen auffallen, sondern allgemeiner, wenn ein erheblicher Verlust an Realitätskontrolle und/oder Aufhebung der freien Selbstverfügung nachweisbar sind. In diesem Sinne werden auch die schweren Grade des organischen Psychosyndroms als Psychose eingestuft. Man spricht ferner auch von Affektpsychosen.

Können die erste und die zweite Frage verneint werden, wird sich der Psychiater vermehrt der dritten Frage zuwenden und seine Aufmerksamkeit in höherem Grade auf die psychosozialen Bezüge des Patienten einstellen.

Die Beantwortung der vierten Frage verlangt die Anordnung zusätzlicher körperlicher Untersuchungen.

Diese Aufgliederung der diagnostischen Arbeit in 4 einleitende Hauptfragen ist künstlich und geschieht nur zu didaktischen Zwecken. In Wahrheit handelt es sich um einen fortlaufenden Prozess im Denken des Psychiaters während des Untersuchungsgesprächs, um ein dauerndes Abwägen und Prüfen, um ein Hin und Her von der Beobachtung und Registrierung von Symptomen und Verhaltensweisen zur Einfühlung in die Probleme und Konflikte des Patienten.

> ❗ **Der Psychiater muss sich dauernd in Acht nehmen, nicht aufgrund einer vorgefassten Meinung oder eines vorschnellen Urteils einzelne Erscheinungen beim Kranken überzubewerten, um andere zu vernachlässigen. Er muss sich hüten, nur nach Bestätigung seines Vorurteils zu suchen und nicht gewissenhaft Fakten zu sammeln, die allein eine sachgerechte Diagnose ermöglichen können.**

Der Weg der psychiatrischen Diagnostik ist grundsätzlich der gleiche wie in der Medizin (s. dazu z. B. die Anleitung von Dahmer 2006):

- ▬ Er beginnt mit dem Sammeln von Informationen über den Kranken und mit der Identifikation von Krankheitszeichen oder Symptomen.
- ▬ Die zweite Aufgabe besteht im Sichten und Abwägen dieser Informationen. Es gilt, ihren Bedeutungsgehalt zu erfassen, ebenso den evtl. Zusammenhang einzelner Symptome untereinander, d. h. das Vorhandensein von Zustandsbildern oder Syndromen.
- ▬ Der dritte Schritt bedeutet den Vergleich der beim Kranken registrierten Symptome mit den bekannten Krankheitsbildern der Psychiatrie. Diese Zuordnung kann intuitiv, auf Anhieb, geschehen oder in logischer Analyse. Meist sind beide Verfahren in wechselndem Ausmaß beteiligt.

Von diesen diagnostischen Schritten sind Symptom, Zustandsbild bzw. Syndrom phänomenologische Begriffe, während bei der klassifikatorischen Diagnostik und bei den Störungsgruppen ätiologische Vorstellungen hinzukommen. Die Grundformen des psychischen Krankseins erlauben diesbzgl. eine erste Orientierung (◻ Tab. 7.1).

Für die Beschreibung und Erfassung von Symptomen ▶ Kap. 3.

7.2   Erfassung von Zustandsbildern

Zustandsbilder erlauben noch nicht die Diagnose einer bestimmten Krankheit oder Störung der seelischen Gesundheit. Sie sind oft vieldeutig und verlangen weitere Untersuchungen zur Klärung und eindeutigen Zuordnung. Sehr oft ist der Psychiater aber schon aufgrund seiner Feststellung des Zustandsbildes gezwungen, erste therapeutische Maßnahmen einzuleiten, z. B. die Kranken-

◗ Tab. 7.1. Schritte auf dem Weg zur klassifikatorischen Diagnose

Einzelschritte	Beispiel
Erfassen der Symptome (= einzelne Krankheitszeichen)	Denkhemmung, depressive Stimmung, Versündigungsideen
Erfassen eines Zustandsbildes aufgrund von Leitsymptomen	Depressives Zustandsbild
Identifizieren eines Syndroms (= Symptomverband)	Depressives Syndrom, depressiv-hypochondrisches Syndrom
Miteinbeziehen ätiologischer Faktoren und deren Verlauf sowie Prüfung der Ausschlusskriterien	Erste schwer ausgeprägte depressive Phase ohne Anhaltspunkte einer organischen Ursache
Klassifikatorische Diagnose	Schwere depressive Episode ohne psychotische Symptome

hauseinweisung bei einem depressiven Zustandsbild wegen Suizidgefahr oder die rasche neurologische Abklärung bei einem Zustandsbild mit Bewusstseinstrübung. Je nach den Leitsymptomen lassen sich die folgenden Zustandsbilder herausheben:

- Besonnenheit,
- Bewusstsein,
- Orientierung,
- psychomotorische Erscheinungen,
- Veränderung der Stimmung,
- Störungen des Denkens,
- Wahnideen – Sinnestäuschungen,
- Inhalt der vorherrschenden Vorstellungen und Beschwerden und
- mnestische Funktionen.

7.2.1 Besonnenheit

Eine erste wichtige Feststellung gilt dem Urteil darüber, ob der Kranke besonnen ist. Man versteht darunter einen Zustand, in dem der Patient im Großen und Ganzen wie ein Gesunder auffasst und urteilt, auf Fragen sich besinnen, sich etwas merken kann, keinen intensiveren Affekt zeigt und in ruhiger, ausgeglichener Stimmung ist. Das seelische Befinden wirkt beim besonnenen

Menschen grosso modo intakt, was nicht ausschließt, dass er daneben schwere psychische Störungen wie Wahnideen oder Sinnestäuschungen haben kann.

7.2.2 Bewusstsein

Die nächste wichtige Feststellung gilt dem Bewusstsein des Kranken und hier besonders quantitativen Aspekten. Ist er bei klarem Bewusstsein oder liegt eine Störung vor? Die Untersucher sollen verschiedene Zustandsbilder herabgesetzten Bewusstseins unterscheiden (▶ Kap. 3.1, S. 35f.):

- Benommenheit,
- Somnolenz,
- Sopor und
- Präkoma und Koma.

7.2.3 Orientierung

Der Untesucher beurteilt die Orientierung des Kranken und stellt fest, ob ein desorientiertes Zustandsbild vorliegt (▶ Kap. 3.2, S. 36f.).

7.2.4 Psychomotorische Erscheinungen

Im Hinblick auf die psychomotorischen Erscheinungen können folgende Zustandbilder vorhanden sein (▶ Kap. 3.8, S. 68f.):

- erregtes Zustandsbild,
- stuporöses Zustandsbild,
- katatones Zustandsbild,
- apathisches Zustandsbild,
- gehemmtes Zustandsbild und
- antriebsarmes bzw. antriebsgesteigertes Zustandsbild.

7.2.5 Veränderung der Stimmung

Weitere wichtige Unterscheidungen der Zustandsbilder ergeben sich aus der Veränderung der Stimmung. Hier kann man folgende Situationen unterscheiden (▶ Kap. 3.7, S. 61f.):

- depressives Zustandsbild,
- euphorisches Zustandsbild,
- gereiztes Zustandsbild,
- aggressives Zustandsbild und
- ängstliches Zustandsbild.

7.2.6 Störungen des Denkens

Zustandbild, wenn Störungen des Denkens bzw. der sprachlichen Äußerungen im Vordergrund stehen (▶ Kap. 3.5, S. 44f.):

- Zustandsbild mit Verwirrtheit (Cave: Verwechslung mit aphasischen Sprachstörungen).

7.2.7 Wahnideen – Sinnestäuschungen

Zustandsbilder, die von Wahnideen und/oder Sinnestäuschungen beherrscht werden (▶ Kap. 3.5.3, S. 48f. und ▶ Kap. 3.6, S. 56f.):

- paranoides Zustandsbild,
- halluzinatorisches Zustandsbild (=Halluzinose) und
- paranoid-halluzinatorisches Zustandsbild.

7.2.8 Inhalt der vorherrschenden Vorstellungen und Beschwerden

Weitere Zustandsbilder kann man nach dem Inhalt der vorherrschenden Vorstellungen und Beschwerden des Kranken unterscheiden, z. B.:

- hypochondrisches Zustandsbild,
- neurasthenisches Zustandsbild,
- phobisches Zustandsbild,

- zwanghaftes Zustandsbild,
- puerilistisches Zustandsbild,
- pseudodementes Zustandsbild,
- demonstrativ-histrionisches Zustandsbild.

7.2.9 Mnestische Funktionen

- Wenn Störungen der mnestischen Funktionen, v. a. das Gedächtnis und die Merkfähigkeit, betroffen sind, könnte man von einem amnestischen Zustandsbild sprechen, das aber im amnestischen Syndrom aufgeht (► Kap. 3.4, S. 39f.).

Diese Liste der Zustandsbilder ist in keiner Weise abschließend. Sie dient in erster Linie der Heraushebung von Leitsymptomen. Nach der Erfassung von Zustandsbildern oder Leitsymptomen schreitet die Beurteilung weiter zur Abgrenzung von Syndromen. Man versteht darunter üblicherweise eine Gruppe von gleichzeitig und zusammen auftretenden Symptomen, die auch nosologisch irgendwie zusammenhängen. Zustandsbilder und Syndrome lassen sich aber begrifflich nicht klar voneinander unterscheiden, sie gehen ineinander über. Einige der oben bezeichneten Zustandsbilder werden nicht selten auch als Syndrome bezeichnet, z. B. das neurasthenische Syndrom oder das paranoid-halluzinatorisches Syndrom.

7.3 Kurze Beschreibung einiger geläufiger psychiatrischer Syndrome

Die in diesem Kapitel erwähnten Syndrome sind bisher in der Psychiatrie benutzt worden, allerdings von Schule zu Schule verschieden voneinander abgegrenzt oder mit anderen Namen belegt. Die von den Autoren vorgenommene Aufzählung ist deshalb in keiner Weise abschließend. Die Klassifikationssysteme ICD-10 und DSM-IV grenzen z. T. verschieden ab und differenzieren nach zusätzlichen Symptomen oder verschiedener Ätiologie. Für den Diagnostiker ist es aber zweckmäßig, sich zuerst zu fragen, in welches geläufige Syndrom das beim Patienten festgestellte Erscheinungsbild passt und erst nachher die Einreihung in das Klassifikationssystem anzustreben.

7.3.1 Organisches (hirndiffuses) Psychosyndrom

Synonyma: hirnorganisches Psychosyndrom im engeren Sinn, psychoorganisches Syndrom (engl. »chronic organic brain syndrome«).

Dieses auch sog. Korsakow-Syndrom meint im Original ein schweres, akutes, amnestisches Psychosyndrom, wobei der Kranke Gedächtnislücken mit Konfabulationen füllt und Alkoholismus die Ursache ist. Hinzu kommen klassischerweise Parästhesien und Gangunsicherheit. Der Begriff wird heute aber vielfach ohne Bezug zu einer bestimmten Ätiologie für jedes akute, schwere amnestische Psychosyndrom gebraucht, gelegentlich sogar für ein chronisches hirndiffuses, speziell amnestisches Psychosyndrom.

Das organische, hirndiffuse Psychosyndrom ist charakterisiert durch:

- amnestischen Symptomenkomplex: Störungen von Gedächtnis, Merkfähigkeit, Auffassung, Orientierung,
- Störungen des Denkens und
- Störungen von Affektivität und Antrieb.

Amnestische Symptome. Das Frischgedächtnis ist zuerst und stärker betroffen; jüngst Erlebtes wird am schnellsten wieder vergessen. Das Altgedächtnis ist besser erhalten, d. h., je weiter zurück, desto besser. Im Extremfall lebt der Kranke, v. a. der Senile, vorwiegend in den Erinnerungen seiner Kindheit. Die Merkfähigkeit ist herabgesetzt, wobei einfache, alltägliche Dinge besser behalten werden können als fremd klingende Namen und Begriffe. Gedächtnislücken werden in schweren Fällen manchmal durch Konfabulationen (▶ Kap. 3.4.1, S. 39f.) ausgefüllt. Bei schwerer Gedächtnisstörung geht auch die Orientierung verloren. Die Auffassung ist verlangsamt, oft ungenau, Fragen müssen z. B. wiederholt werden, bis der Patient sie versteht.

Denkstörung. Der Umfang gleichzeitig möglicher Vorstellungen ist eingeschränkt, das Denken wird übermäßig von affektbetonten Vorstellungen beherrscht. Die Vielfalt der scharfen Einzelbegriffe geht verloren, es herrschen allgemeine Vorstellungen vor (Mensch statt Krankenpfleger, großes Haus statt Klinik usw.). Neigung zu Perseverationen, d. h. einmal gefasste Vorstellungen können nicht gleich aufgegeben werden, wenn ein Themawechsel stattfindet.

Intellektuelle Fähigkeiten werden ungleichmäßig abgebaut. Die fest erworbenen Kenntnisse werden lange festgehalten, der Kranke ist aber unfähig, neue und ungewohnte Situationen, auch wenn sie einfach sind, zu verstehen.

Störungen von Affektivität und Antrieb. Die Affekte werden labil, es kommt zu raschen Wechseln, in schweren Fällen zur Affektinkontinenz. Der aktuelle Affekt beherrscht den Kranken völlig; er kann ihn ungenügend bremsen und steuern, ähnlich wie Kinder. Häufig Verlust der affektiven Differenzierung, der Kranke wird stumpf mit abwechselnden Erregungen oder Verstimmungen, Spontaneität und Initiative gehen verloren, der Kranke reagiert verlangsamt.

🛑 Im Zusammenhang mit den Gedächtnis-, Denk- und Affektstörungen wird die Persönlichkeit als Ganzes beeinträchtigt, speziell die höheren und komplizierteren seelischen Funktionen. Kritikfähigkeit und Urteilskraft gehen verloren, Takt und Rücksichtnahme verschwinden, eine Entdifferenzierung kann Platz greifen mit dem Verlust höherer und moralischer Regungen, v. a. unter dem Einfluss von Affekten. Bisher kompensierte Charakterdisharmonien können zu krankhaften Erscheinungen werden: Sparsamkeit verwandelt sich in Geiz, egozentrisches Wesen in Aggresivität.

Es gibt alle Übergänge von leichten, nur experimentell nachweisbaren Gedächtnisstörungen und verstärkten Charaktereigenschaften bis zu schwerer Gedächtnisschwäche und Persönlichkeitsabbau, ja schwerer Demenz und Pflegebedürftigkeit.

Die verschiedenen Persönlichkeitsbereiche können sehr unterschiedlich betroffen sein. Wenn die Gedächtnisstörungen überwiegen, wird oft nur der Begriff des amnestischen Psychosyndroms gebraucht. Sie können aber auch ganz zurücktreten gegenüber den Denk- und Affektstörungen bzw. der allgemeinen Entdifferenzierung (Abstufung des amnestischen Psychosyndroms in leicht, mittel, schwer, ▶ Kap. 3.4.1, S. 39f.).

Das organische Psychosyndrom kann durch sekundäre Symptome kompliziert sein, z. B. durch vereinzelte Halluzinationen oder Wahnideen. Wenn sie das Bild beherrschen, liegt meist ein Delir oder ein paranoid-halluzinatorisches Syndrom vor. Ebenso können Depressionen oder maniforme Verstimmungen sich zum Bild des organischen Psychosyndroms hinzugesellen.

7.3.2 Hirnlokales Psychosyndrom

Hirnlokale Psychosyndrome umfassen die psychischen Begleiterscheinungen chronisch sich entwickelnder, lokalisierter Hirnherde. Psychopathologisch sind sie charakterisiert durch

- Störungen der Antriebshaftigkeit,
- Störungen der Stimmung und
- Störungen von Einzeltrieben wie Schlaf, Nahrungs- und Flüssigkeitsbedürfnis, Sexualität, Bewegungstrieb, Wärmebedürfnis u. a.

Typisch ist ferner, dass die intellektuellen und mnestischen Funktionen weitgehend erhalten bleiben.

Antriebshaftigkeit und Einzeltriebe können sowohl gesteigert wie herabgesetzt sein, dauernd oder phasenhaft mit raschen Wechseln, meist ganz unregelmäßig. Die Stimmung ist in verschiedener Weise verschoben, sei es in depressiver, dysphorischer oder auch flach-euphorischer Richtung. Charakteristisch ist das plötzliche Einschießen von Antrieben und Verstimmungen, die verschieden lange – Tage bis Wochen – dauern und ebenso plötzlich wieder abklingen können.

Je nach der Lokalisation des Hirnherdes kommt es zu mehr oder weniger typischer Färbung des hirnlokalen Psychosyndroms. Man unterscheidet deshalb ein Stirnhirn- von einem Stammhirnsyndrom.

Bei leichten Formen des hirnlokalen Psychosyndroms führt die Störung der Antriebshaftigkeit und der Stimmung oft nur zu geringgradigen Veränderungen in der Persönlichkeit, z. B. früher unbekannter Hemmungslosigkeit, Verlust von Takt und Rücksicht, heiterer Dauerstimmung oder dysphorischer Unverträglichkeit, die nur durch den engen zeitlichen Zusammenhang mit der körperlichen Erkrankung richtig eingeordnet werden können.

Hirnlokale Psychosyndrome sind nur in Verbindung mit dem Grundleiden zu diagnostizieren. Sie haben erscheinungsbildlich fließende Übergänge zum organischen Psychosyndrom, zu den abnormen Persönlichkeiten und zu psychoreaktiven Störungen.

7.3.3 Delirantes Syndrom

Der Kranke ist mehr oder weniger schwer desorientiert, das Denken ist ohne Zusammenhang oder geradezu verwirrt, es treten Illusionen und Halluzinationen auf, Wahneinfälle, die rasch wechseln können. Die Kranken gehen auf die Umwelt ein, meist aber in schwer verständlicher, stark affektabhängiger Weise. Oft herrscht ängstliche Erregung oder doch motorische Unruhe. Der Beginn ist mehr oder weniger akut, mit Vorliebe nachts, das Bewusstsein getrübt. Nach Abklingen hat der Kranke häufig eine Amnesie.

7.3.4 Dämmerzustand

Verändertes, eingeengtes Bewusstsein mit traumhafter Verfälschung der Wahrnehmung, oft mit lebhaften Halluzinationen und Illusionen, wobei die Verkennung der Wirklichkeit mehr oder weniger systematisch sein kann. Der Kontakt mit der Umwelt ist meist eingeschränkt, die Kranken erscheinen in sich versunken, können aber auch unter dem Einfluss von Sinnestäuschungen handeln, wobei sie nach außen bei oberflächlichem Kontakt besonnen wirken. Gegenüber dem Delir ist der Dämmerzustand durch stärkeren Verlust des Bezugs zur Umwelt bei systematischerer Verkennung unterschieden. Es gibt aber keine scharfe Grenze, beide Syndrome gehen ineinander über.

7.3.5 Manisches Syndrom

Das manische Syndrom ist gekennzeichnet durch die Symptome:
- gehobene, frohmütige (euphorische) Stimmung,
- ideenflüchtiges Denken, Rededrang,
- Betätigungsdrang, Geschäftigkeit bis zur Erregung.

Ferner:
- gesteigertes Selbstgefühl, Optimismus;
- Enthemmung, Rücksichtslosigkeit;
- leichtes Umschlagen der Stimmung in Zorn und Wut bei Widerständen;
- Mangel an Erschöpfungsgefühl, geringes Schlafbedürfnis, hochgradige Ablenkbarkeit der Aufmerksamkeit;

- Illusionen sind nicht selten, ebenso wahnhafte Ideen, besonders Größenideen;
- es gibt alle Übergänge von leichter submanischer Verstimmung bis zu schwerster manischer »Tobsucht«.

7.3.6 Depressives Syndrom

Das depressive Syndrom ist gekennzeichnet durch die Trias:
- depressive Grundstimmung,
- Denkhemmung und
- Antriebshemmung.

Depressive Grundstimmung. Die depressive Grundstimmung kann verschieden getönt sein, z. B. schwermütig gedrückt, traurig, ängstlich, dysphorisch-gereizt, mürrisch, dumpf gleichgültig, emotional leer, unruhig gespannt u. a.

Denkhemmung. Zur Denkhemmung gehören Einfallsarmut, langsames, mühsames Denken, innere Leere, Unfähigkeit, sich von einem depressiven Gedanken zu lösen.

Antriebshemmung. Die Antriebshemmung äußert sich in Willenshemmung, Entschlussunfähigkeit, psychomotorischer Hemmung, langsamen, kraftlosen Bewegungen, leiser, monotoner Stimme. Statt der psychomotorischen Hemmung kann ängstliche Unruhe, gequältes Getriebensein das Bild beherrschen.

Weitere Symptome. Störung der Vitalgefühle: d. h. des körperlichen Wohlbefindens wie Beklemmung, Schwere im Leib, Gefühl des Erstarrtseins, der Gefühllosigkeit; Interesselosigkeit, Schuldgefühle, Selbstvorwürfe, Suizidgedanken. Depressive Wahnideen der Verarmung, Versündigung, Bestrafung; depressiv-hypochondrische Wahnideen.

Begleitende körperliche Symptome: Schlaf- und Appetitstörung, Obstipation, Potenz- und Libidoverlust, Gewichtsabnahme, allerlei körperliche Missempfindungen.

Je nach der vorherrschenden Symptomatik werden unterschieden:
- gehemmte Depression und
- agitierte Depression.

Das depressive Syndrom kann außerordentlich vielgestaltig sein, es kann von der leichten depressiven Verstimmung bis zum schweren depressiven Stupor oder der verzweifelten, depressiven Erregung schwanken. Nicht selten werden vom Kranken in erster Linie die körperlichen Symptome betont, während die eigentlichen psychischen eher diskret sind (larvierte Depression). In diesen Situationen wird das den Beschwerden zugrunde liegende depressive Syndrom häufig übersehen.

7.3.7 Paranoides Syndrom

Der Begriff wird nicht einheitlich gebraucht. Oft meint er speziell ein durch Verfolgungs- und Beeinträchtigungsideen wahnhafter Art charakterisiertes Syndrom. Sehr häufig wird das Wort paranoid aber einfach synonym mit wahnhaft verwendet. In diesem Fall kann das paranoide Syndrom verschiedene Inhalte haben, z. B. Verfolgungs-, Eifersuchts-, Liebes-, Abstammungs-, Schuld-, Verarmungs-, hypochondrischer Wahn usw. Wenn die wahnhaften Ideen systematisiert, d. h. zu einem zusammenhängenden, mehr oder weniger logischen Gedankensystem aufgebaut sind, wird gelegentlich der Begriff paranoisches Syndrom benutzt. Wenn Halluzinationen eine wesentliche Rolle spielen, spricht man von einem paranoid-halluzinatorischen Syndrom. Es gibt fließende Übergänge von bloßen paranoiden Einstellungen mit überwertigen Ideen bis zum voll ausgeprägten Wahn.

7.3.8 Derealisations- und Depersonalisationssyndrom

Störungen der Selbstwahrnehmung stehen im Vordergrund, Entfremdungsgefühle, die sich sowohl auf die eigene Person als auch auf die Umwelt beziehen können. Oft sind es Symptome wechselnder Stärke, je nach Umweltbezug. Es kann sich um Störungen der Wahrnehmung handeln, das Gefühl, einen Nebel vor den Augen zu haben bzw. wie hinter einer Glaswand zu sein. Die Dinge der Umgebung erscheinen schemenhaft oder der eigene Körper bzw. einzelne Teile erscheinen wie verändert, die Bewegungen automatisch, das Sprechen wie das eines Fremden. Es gibt alle Grade von Störungen: von leichten, flüchtigen Erscheinungen der Entfremdung bis zu schweren Störungen, die dann meist zusammen mit Denkstörungen und Wahnideen auftreten. Reine Depersonalisations- und Derealisationssyndrome sind selten von längerer Dauer. Sie können im Rahmen der verschiedensten psychiatrischen Erkrankungen auftreten (▶ Kap. 3.5.2, S. 45f.).

7.3.9 Angstsyndrome

Angst ist immer ein körperliches und seelisches Phänomen zugleich. Zum seelischen Erlebnis der Beklemmung, Bedrohung, des ohnmächtigen Ausgeliefertseins an etwas Unbekanntes, gehören vegetative Begleiterscheinungen: Herzbeklemmung, Herzklopfen, motorische Unruhe, Zittern, kalter Schweiß, Harndrang, Durchfall, trockene Kehle u. a.

Der heftige Affekt kann das Denken weitgehend blockieren, Aufmerksamkeit und Gedächtnis behindern. Es gibt alle Abstufungen der Angst vom bloßen innerseelischen Erlebnis hinter der äußerlichen Maske betonter Sicherheit, wobei allerdings einige vegetative Begleiterscheinungen die innere Erregung anzeigen können, bis zur offenen Panik mit völlig unbeherrschten Reaktionen.

Angst, die sich auf bestimmte äußere Bedrohungen bezieht, wird als Furcht bezeichnet. Schreck bzw. Erschrecken meint plötzlich einsetzende hochgradig alarmierende Furcht.

Akuter Angstanfall

Für akute Angstanfälle hat sich die Bezeichnung Panikattacke oder Paniksyndrom eingebürgert. Solche Angstanfälle beziehen sich nicht auf eine spezifische Situation oder bestimmte Umstände, sie sind deshalb nicht vorhersehbar. Panikattacken beginnen ganz plötzlich, dauern aber meist nur kurze Zeit. Der Patient befürchtet häufig, zu sterben oder völlig die Kontrolle über sich zu verlieren. Nicht selten verläuft der akute Angstanfall unter dem Bild der Herzangst mit der Befürchtung, einen Herzinfarkt erlitten zu haben. Wenn starke Hyperventilation die Angst begleitet, kommt es zum hyperventilationstetanischen Anfall.

Generalisierte und chronische Angstzustände

Hierbei kann es sich um sog. »frei flottierende« Angst handeln, d. h. sie ist nicht an bestimmte Anlässe gebunden und über längere Zeit vorhanden. Die vegetativen Begleiterscheinungen sind milder als im akuten Angstanfall, jedoch kann ständige innere Unruhe, Nervosität, Konzentrationsstörung oder ein Gefühl leichter Benommenheit das Bild beherrschen. Zukunftsangst, Besorgnis über bevorstehendes Unglück, Vorahnungen können den Patienten dauernd quälen. Häufig ist chronische Angst mit depressiven Symptomen verbunden. Sie kann sich aber auch mit vielgestaltigen psychosomatischen Symptomen äußern, wie chronischen Spannungskopfschmerzen, Rückenschmerzen u. a.; dabei ist das bewusste Erlebnis der Angst in den Hintergrund gedrängt.

Phobien

Phobien sind Zwangsbefürchtungen (▶ Kap. 3.5.4, S. 53f.). Sie können als besondere Form des Angstsyndroms erscheinen, ohne wesentliche andere Symptome; die Angst wird aber nur manifest, wenn die gefürchtete Situation eintritt, dann aber in unproportiniertem Ausmaß zur realen Veranlassung. Je nach der auslösenden Situation werden verschiedene Formen der Phobie unterschieden:

— Agoraphobie bezeichnete früher in erster Linie die Angst, sich ungeschützt auf offenen Plätzen zu befinden. Heute wird der Begriff in einem viel weiteren Sinne als phobische Angst verwendet, das eigene Haus zu verlassen, Geschäfte zu betreten, sich in eine Menschenmenge zu begeben oder allein Züge, Busse und Flugzeuge zu benutzen. Das eigene Auto zu lenken, macht umgekehrt kaum Angst. Das Vermeidungsverhalten kann im schweren Fall so weit gehen, dass die Kranken völlig an ihr Haus gefesselt sind. Zur agoraphobischen Angst können auch Panikattacken hinzukommen.

— Der frühere Begriff der Klaustrophobie, Angst in geschlossenen Räumen, geht jetzt weitgehend im Begriff der Agoraphobie auf.

— Soziale Phobien beziehen sich auf bestimmte zwischenmenschliche Situationen, Angst vor prüfenden Blicken, Sprechen in der Öffentlichkeit, Essen in Gegenwart fremder Personen, Benutzung öffentlicher Toiletten u. a. Ferner gibt es eine Vielzahl eng umschriebener Ängste, z. B. die Angst vor bestimmten Tieren, vor spitzen Gegenständen, vor Feuer u. a.

7.3.10   Konversionssyndrom

Das Konversionssyndrom ist ein äußerst vielgestaltiges Syndrom, zu dessen Hauptcharakteristika das Auftreten von Konversionssymptomen gehört, d. h. rein funktionelle Störungen, vorzugsweise motorischer, sensorischer und sensibler Art. Im Konzept von Sigmund Freud handelt es sich bei Konversionsvorgängen um dysfunktionale Versuche Konflikte zu bewältigen oder Stress zu beseitigen, wobei von der Tatsache Gebrauch gemacht wird, dass Ideen, Wünsche, Vorstellungen durch Körperaktivitäten oder Körperempfindungen ausgedrückt werden können. Es kann sich demzufolge um Lähmungen, Krämpfe, Tremor, Gangstörung, Aphonie, Hyp- und Anästhesien, Blindheit, Globusgefühl, Würgen, Erbrechen, Nausea, Hyperventilation, Husten, Harnverhaltung, Dyspareunie, Frigidität, Ohnmachtsanfälle, Dämmerzustände u. a. handeln.

Zu den Konversionssymptomen treten in wechselnder Stärke gestörte Verhaltensweisen hinzu. Charakteristisch ist ein appellatives, demonstratives Verhalten, eine Tendenz zur Übertreibung und zum Theater, gelegentlich auch um kokettierendes Benehmen. Die Affekte sind lebhaft, oft rasch wechselnd, die Aktivität nicht selten gesteigert, aber wenig zielstrebig. Ein widersprüchliches Erleben der Sexualität, einerseits mit ausgeprägten Wünschen und Fantasien, anderseits mit starker Angst, ist oft erkennbar.

Die alte Bezeichnung »hysterisches Syndrom« sollte nicht mehr verwendet werden. Sie ist in die medizinische Umgangssprache eingegangen und dort mit sehr negativen Wertungen besetzt, obwohl der Begriff in der psychoanalytischen Neurosenlehre nicht so gemeint war.

7.3.11   Neurasthenisches Syndrom

Synonyma: vegetative Dystonie, neurozirkulatorische Dystonie, psychovegetatives Erschöpfungssyndrom, »Nervosität«, vegetative Neurose.

Erscheinungsbildlich im Wesentlichen das Gleiche bezeichnen auch die Begriffe Neuropathie und Psychasthenie.

Der Begriff pseudoneurasthenisches Syndrom hat sich nicht durchgesetzt. Mit diesem Begriff wurde versucht, das neurotisch entstandene neurasthenische Syndrom vom organisch bedingten »echten« abzugrenzen.

Das neurasthenische Syndrom ist ein unscharf abgrenzbares Syndrom, das sowohl körperliche als auch psychische Symptome umfasst, bei denen eine herabgesetzte Leistungsfähigkeit in den verschiedensten Bereichen mit einer erhöhten Ansprechbarkeit auf alle möglichen Reize zusammentrifft. Daraus resultieren Schlafstörungen, rasche Ermüdbarkeit, Erschöpfungsgefühl, Konzentrationsunfähigkeit, Gedächtnisschwäche, Mutlosigkeit, Entschlussunfähigkeit, Angst, besonders phobischer Natur; ferner körperliche Missempfindungen aller Art, Kopfdruck, Zittern, unangenehme Herzsensationen, Verdauungsstörungen, Herabsetzung von Libido und Potenz, Menstruationsunregelmäßigkeiten, Ejaculatio praecox, gehäufte Pollutionen u. a. Alle diese Symptome und noch weitere können in wechselnder Häufigkeit und Kombination zum Bild gehören.

Das neurasthenische Syndrom hat fließende Übergänge zu den Organneurosen, zum Angstsyndrom, auch zum depressiven und hypochondrischen Syndrom, aber auch zum organischen (hirndiffusen) Psychosyndrom.

7.3.12   Hypochondrisches Syndrom

Hauptsymptom ist eine ängstliche Selbstbeobachtung mit einer abnorm besorgten Einstellung bzgl. aller körperlichen Vorgänge. Es fehlt die Unbefangenheit dem Körper gegenüber, die den Gesunden auszeichnet. Diese Besorgnis knüpft an alle möglichen, an sich belanglosen, körperlichen Missempfindungen an, überbewertet sie, leitet daraus das Vorhandensein einer schweren körperlichen Krankheit ab und kann sogar wahnhaften Charakter annehmen. Häufig wird der ganze Lebensrhythmus auf die ängstliche Vermeidung körperlicher Schädigungen eingestellt, woraus eine enorme Einengung resultieren kann. Oft gesellen sich überwertige Ideen bzgl. gesunder Ernährung und Lebensführung hinzu (▶ Kap. 3.5.3, Abschn. »Hypochondrischer Wahn« und »Überwertige Ideen«, S. 48f.).

Ein hypochondrisches Syndrom kann ohne auslösende körperliche Krankheit entstehen, wobei höchstens vegetative Regulationsstörungen bei der körperlichen Untersuchung nachweisbar sind, die zudem noch mit der erhöhten Aufmerksamkeit und emotionalen Spannung zusammenhängen. Häufiger knüpft es aber an einen Unfall oder an eine Erkrankung an, die nun hypochondrisch überbewertet werden. Bei leichteren Formen spricht man nur von einer hypochondrischen Einstellung. Für die Integrität der Person besonders wichtige Organsysteme geben bei Erkrankung oder Traumatisierung häufiger Anlass zu hypochondrischen Befürchtungen als andere, z. B. Herz, Genitalorgane, Rückenmark, Gehirn, Magen-Darm-Trakt.

Das hypochondrische Syndrom kann sich mit anderen Symptomen oder Syndromen mischen, z. B. mit einer Depression, mit schizophrenen Symptomen, mit psychoorganischen Veränderungen, die dann dem Syndrom eine besondere Färbung geben.

7.4 Grundformen psychischer Erkrankungen

Mit der Erfassung von Zustandsbildern und Syndromen ist in der Regel noch wenig über die Ätiologie der Störung und damit über die eigentliche diagnostische Zuordnung ausgesagt. Der nächste Schritt in der Diagnostik bezieht sich deshalb auf die Einreihung des festgestellten Zustandsbildes oder Syndroms in eine der Grundformen seelischen Krankseins. Dies geschieht mithilfe der Begleitsymptome pychischer Art, dem Verlauf und v. a. dem Vorhandensein oder Fehlen körperlicher Befunde. Erst dieser Gesamtbefund erlaubt auch Schlüsse bzgl. der Verursachung. M. Bleuler (s. Lehrbuch von E. Bleuler 1983) hat 6 Grundformen psychischer Erkrankungen aufgestellt, die eine folgerichtige Gliederung der psychischen Störungen ergeben. Kriterium für die Unterscheidung ist die Angriffsebene der auf das Seelenleben wirkenden Schädigung, wobei auch das Tempo der Einwirkung eine Rolle spielt. Diese 6 Grundformen sind:

1. Chronische diffuse Hirnschädigung entspricht dem Bild des organischen hirndiffusen Psychosyndroms.

2. Umschriebene bleibende Hirnschäden führen zu hirnlokalen Psychosyndromen. Erscheinungsbildlich gleich sind ihnen endokrine Psychosyndrome.

3. Akute schwere körperliche Allgemeinerkrankungen und speziell Hirnkrankheiten führen zu psychischen Begleitsymptomen, die nach Bonhoeffer (1912) als akuter exogener Reaktionstypus bezeichnet werden. Mehr oder weniger synonym gebrauchte Bezeichnungen sind akute organische Psychosen, exogene oder symptomatische Psychosen, Funktionspsychosen, Durchgangssyndrome (engl. »acute brain syndrome«).

4. Belastungen und Schädigungen, die ausschließlich über den seelischen Bereich wirksam werden, führen zur Gesamtheit der psychoreaktiven Störungen.

5. Störungen, die sich aus angeborenen psychischen Disharmonien und seelischen Defiziten ergeben, führen zur Grundform der Persönlichkeitsvarianten und Intelligenzminderungen.

6: Endogene Psychosen, in erster Linie Schizophrenien und Affektpsychosen. »Endogen« meint in der ursprünglichen Bedeutung aus inneren Gründen, d. h. sicher nicht nur somatogen und nicht nur psychosozial bedingt.

Diese Grundformen gliedern sich in die alte ätiologische Trias psychiatrischer Störungen und Erkrankungen, d. h. organisch bedingte, reaktive und Persönlichkeitsstörungen sowie endogene Psychosen, ein. Zwar ist diese Gliederung auch in den Klassifikationen ICD-10 und DSM-IV erkennbar, diese sind aber nicht mehr ätiologisch konzipiert. Gelegentlich kann es aber auch heute noch für den Anfänger hilfreich sein, sich zu fragen, in welche Grundform eine diagnostizierte Störung einzureihen ist.

7.5   Mehrdimensionale Diagnostik

Die Einteilung in Grundformen erlaubt die Berücksichtigung der Ätiologie und Pathogenese in der individuellen Diagnostik. Jedoch ergibt sich ohne weiteres, dass die Geistesstörung eines bestimmten Kranken sehr oft nicht nur einer einzigen Grundform zugeteilt werden kann, sondern dass ein Zusammenwirken von Schädigungen auf verschiedenen Ebenen nachweisbar ist. Die Diagnose muss deshalb mehrdimensional sein, d. h. sie muss die auf verschiedenen Ebenen wirkenden Kräfte des multifaktoriellen Bedingungsgefüges erfassen. Neben klassifikatorischen Diagnosen und Beschreibungen evtl. Persönlichkeitsstörungen sollen hier auch Besonderheiten der psychosozialen Lebenssituation und die psychosoziale Leistungsfähigkeit beschrieben werden.

7.5.1 Haupt- und Nebendiagnosen

Um die Klassifikation solcher Diagnosen in den gebräuchlichen Diagnosenschemata zu ermöglichen, wird üblicherweise zwischen Haupt- und Nebendiagnosen unterschieden, wobei die Hauptdiagnose jener Zustand ist, der Anlass zur Klinikaufnahme oder zur ambulanten Untersuchung und/oder Behandlung gegeben hat.

7.5.2 Berücksichtigung psychosozialer und körperlicher Faktoren

Mit dieser Aufgliederung sind die Erfordernisse der mehrdimensionalen Diagnostik aber noch nicht erfüllt. Es gilt, in jedem Fall folgende Punkte mit einzubeziehen:
- die Hauptlinien der Persönlichkeitsstruktur,
- das soziale Beziehungsfeld,

- die aktuelle Konfliktsituation und
- die allenfalls vorhandenen körperlichen Funktionsstörungen und Organveränderungen.

Das multiaxiale System von DSM-IV bietet dazu eine Kodiermöglichkeit auf den Achsen II–V (▶ Kap. 8) neben der Abbildung der eigentlich psychiatrischen Störung auf Achse I. Psychiatrische Diagnosen sollten deshalb ausführliche Formulierungen sein, die nur für Zwecke der Statistik zusätzlich mit einer gewissen Willkür auf einige wenige Kategorien reduziert werden müssen.

7.5.3 Berücksichtigung der gesunden Anteile der Person

Zur umfassenden Diagnose gehört nicht nur die klare Erkennung des Abnormen, Krankhaften, sondern auch die Berücksichtigung der positiven Seiten, der Kräfte und Fähigkeiten, welche die Anpassung an die Behinderung oder ihre Kompensation erlauben. Darauf ist besonderes Gewicht zu legen, weil dieser Aspekt der Person des Kranken für die Wahl der Therapie und für die Prognose entscheidend sein kann. Ein Kranker, der sich bisher in seinem Beruf bewährt und gezeigt hat, dass er sich veränderten beruflichen Bedingungen anpassen kann, der zudem die Bindungsfähigkeit bewiesen hat, die zur Führung einer ihn und den Partner befriedigenden Beziehung notwendig ist, hat größere Chancen, eine psychische Störung zu überwinden oder zu kompensieren als jemand, dem diese Fähigkeiten fehlen.

7.6 Die Begrenztheit der psychiatrischen Diagnose

Die grundsätzlichen Schwierigkeiten, denen die psychiatrische Diagnose beim heutigen Stand der Erkenntnisse begegnet, sind bisher stillschweigend vorausgesetzt worden, ohne dass jedes Mal darauf hingewiesen wurde. Zur Verdeutlichung seien einige aber ausdrücklich erwähnt. Man kann den Aussagegehalt einer psychiatrischen Diagnose nur abschätzen, wenn man um diese Begrenztheit weiß.

Eine der wichtigsten Unsicherheiten hat damit zu tun, dass bei sehr vielen Geistesstörungen Pathogenese und Ätiologie nur ungenau und in einer wenig differenzierten Weise bekannt sind. Es fehlen vorläufig die Möglichkeiten, die

Wechselwirkungen von Anlage und Umwelt anders als in groben Verallgemeinerungen zu erkennen. Die Abgrenzung von Persönlichkeitsvarianten und psychoreaktiven Störungen ist deshalb konstruiert. Sie bezeichnet nur Typen, die in Wirklichkeit in reiner Form nicht vorkommen. Ähnliches gilt für die Abgrenzung von Neurosen und endogenen Psychosen, und natürlich auch von verschiedenen Neurosen bzw. Psychosen untereinander.

Eine weitere Schwierigkeit liegt im Problem der Quantifizierung. Wenn von einer reaktiven Depression nach Verlust eines Liebesobjektes gesprochen wird, ist damit impliziert, dass es sich um mehr als um »normale« Trauer handelt. Eine Grenze ist nicht verbindlich festzulegen, sie bleibt dem Ermessen des Patienten und des Arztes überlassen. Oft bestimmt der Patient diese Grenze durch den Gang zum Arzt. Das Problem stellt sich in der gesamten Medizin, in der Psychiatrie aber oft mit besonderer Schärfe, weil sich die Auffassungen des Arztes bzw. der Gesellschaft und des Kranken über die Grenze des Krankseins nicht immer decken.

8 Klassifikation psychia-trischer Diagnosen

Die Anwendung von Klassifikationen verlangt in erster Linie die Akzeptanz einer Reduktion. Keine Klassifikation kann allen Zwecken genügen und auch diejenigen Klassifikationen, die für einen bestimmten Zweck gestaltet sind, werden nicht alle Benutzer befriedigen (Stroemgren 1989, S. 58f.).

8.1   Verschiedene Klassifikationssysteme

Trotz dieser Einsicht, sollte sich der Anfänger bei der Benutzung eines Klassifikationssystems nicht entmutigen lassen. Nur der regelmäßige Gebrauch ermöglicht die statistische Verarbeitung von Patientendaten und die Verständigung zwischen verschiedenen Institutionen und wissenschaftlichen Schulen. Die in diesem Leitfaden verwendete Nomenklatur psychiatrischer Fachausdrücke lehnt sich an jene des Lehrbuchs von E. Bleuler an. Nomenklaturen sind nicht begrenzt, sie können jederzeit erweitert oder verändert werden. Schwieriger ist dies bei einer Klassifikation. Sie ist von Anfang an geschlossen konzipiert, muss aber so aufgebaut sein, dass sie für alle Erscheinungsbilder eine Klasse oder doch entsprechend differenzierte Unterklassen bereithält. Damit das Klassifikationssystem überall in gleicher Weise benutzt wird, müssen die Klassen und Untergruppierungen definiert und es müssen Kriterien genannt sein, deren Vorhandensein oder Fehlen die Zuteilung erlauben. Ein Klassifikationssystem muss deshalb Begriffe verwenden, die für möglichst viele psychiatrische Schulmeinungen und Zwecke akzeptabel sind. Jedoch muss in jedem Fall die individuell formulierte symptomale und syndromale Diagnose in die andere Terminologie des Klassifikationssystems eingefügt werden, was nicht ohne Verlust von individuellen Besonderheiten geht. Man sollte deshalb die verschiedenen Zwecke von individueller Psychopathologie und klassifikatorischer Diagnostik nicht übersehen.

In der deutschsprachigen Psychiatrie ist die ICD (»International Classification of Diseases«) der WHO (»World Health Organization«) in der 10. Revision eingeführt (Dilling et al. 2006). In den USA ist es das »Diagnostic and Statistical Manual of Mental Disorders« (APA 2000). Diese beiden Klassifikationssysteme haben große Ähnlichkeit und sind nach den gleichen Prinzipien aufgebaut. Beide sind operationalisierte Klassifikationssysteme, bei denen im oben beschriebenen Sinn Diagnosen nach Symptom-, Zeit-, Verlaufs- und Ausschlusskriterien definiert sind.

Das DSM-IV ist ein multiaxiales System: Achse I umfasst die klinischen Syndrome und Zustandsbilder, Achse II die Persönlichkeitsstörungen und Intelligenzminderungen (engl. »mental retardation«), Achse III alle somatischen Störungen und allgemein medizinischen Zustände; auf Achse IV werden die psychosozialen Probleme aufgelistet und auf Achse V das Niveau der psychosozialen Anpassung.

Auch das ICD-10 bietet die Möglichkeit multiaxialer Diagnostik, die allerdings zu wenig genutzt wird. So kann z. B. neben der psychiatrischen Störung auch eine Beschreibung des psychosozialen Funktionsniveaus gegeben werden. Zusätzlich bietet das ICD-10 in Kap. XXI (Z00–Z99) die Möglichkeit, Faktoren zu kodieren, die den Gesundheitszustand beeinflussen und zur Inanspruchnahme von Gesundheitsdiensten führen. In Kap. XIX werden vorsätzliche Selbstbeschädigungen und Suizid (X60–X89), dazu Nebenwirkungen von Arzneimitteln, psychotropen und biologisch aktiven Substanzen kodiert, die schädliche Wirkungen verursachen (Y40–Y59).

Der Psychiater sollte nicht vergessen, dass das ICD-10 der WHO die gesamte Medizin umfasst. Die Psychiatrie ist in Kapitel V (F00–F99) enthalten. Damit diese Klassifikation weltweit von allen Psychiatern benutzt werden kann, musste auf theoretische und ätiologische Vorstellungen, wie sie in den verschiedenen Sprachregionen und nationalen Gruppen gebräuchlich waren, sich aber in empirischen Studien nicht haben belegen lassen, verzichtet werden. Diesem weitgehend atheoretischen Ansatz zufolge kommen Begriffe wie Psychose, Neurose, endogen, psychogen, psychosomatisch u. a. nicht mehr vor. Statt Krankheit wird durchgehend die Bezeichnung Störung (engl. »disorder«) verwendet. Nur als Adjektiv wird »psychotisch« benutzt, z. B. in F23 als vorübergehende psychotische Störung oder in F32.3 depressive Episode mit psychotischen Symptomen; es bezeichnet eindeutig psychopathologische Symptome wie Halluzinationen, Wahnideen, katatone Symptome; es leistet damit eine Angleichung an den im angloamerikanischen Raum üblichen Sprachgebrauch. Für jede psychische Störung werden die wesentlichen klinischen Charakteristika angegeben, dazu weitere mehr oder weniger spezifische Merkmale. Die zugehörigen diagnostischen Leitlinien nennen die Anzahl und die Gewichtung der Symptome, die für eine sichere Diagnose unerlässlich sind. Sofern diese Voraussetzungen nur teilweise erfüllt sind, soll die Bezeichnung »vorläufige Diagnose« benutzt werden, wenn Aussicht besteht, dass noch fehlende Informationen dazukommen. Oder die Bezeichnung »Verdacht auf ...« kann anzeigen, dass die diagnostischen Leitlinien nur zum Teil vorhanden sind. Es ist deshalb notwendig, dass der Arzt die zu jeder Diagnosenkategorie gehörende diagnostische Leitlinie sorgfältig beachtet und sie mit seiner individuell erhobenen Psychopathologie des Kranken vergleicht. Eine gewisse Flexibilität ist aber bei aller Strenge der klassifikatorischen Zuordnung doch notwendig.

8.2 Prinzip der Klassifikation

Einige Beispiele sollen das Prinzip der Klassifizierung verdeutlichen:

- Schizophrenie, schizophrene Störung:
  Die Schizophrenie bzw. schizophrene Störung wurde bisher weltweit außerordentlich verschieden diagnostiziert; von den einen in sehr engem Sinn, sodass diese Diagnose nur für eine Kerngruppe zutraf; von anderen aber sehr weit, indem Diagnosen, die nur einzelne Elemente enthielten, ebenfalls einbezogen wurden. ICD-10 fasst nun alle für die Diagnose Schizophrenie (F20) charakteristischen Symptome 1–8 mit verschiedener Wertigkeit in 2 Untergruppen zusammen. Eine sichere Diagnose verlangt mindestens ein eindeutiges Symptom der Gruppe 1–4 oder mindestens zwei Symptome der Gruppe 5–8, wobei diese Symptome während eines Monats vorhanden gewesen sein müssen. In der gleichen diagnostischen Klasse F20–F29 gibt es neben dieser eigentlichen Schizophrenie jetzt noch schizotype (F21) und wahnhafte (F22) Störungen, die eigene diagnostische Kriterien haben, sowie akute psychotische Störungen (F23), die früher an vielen Orten der Gruppe der Schizophrenien zugerechnet wurden.
- Affektive Störungen:
  Auch die Klasse der affektiven Störungen (F30–F39) hat gegenüber der bisher gebräuchlichen Diagnostik wesentliche Veränderungen erfahren. Die Begriffe endogene bzw. reaktive oder neurotische Depression gibt es nicht mehr, dafür eine detaillierte Berücksichtigung von Verlauf und Schweregrad.

Die Einordnung der individuellen symptomalen und syndromalen Diagnose des Kranken verlangt vom Arzt, dass er bei der Klassierung von seinen theoretischen Vorstellungen gewisse Abstriche macht und sich den Erfordernissen des Systems anpasst. Nicht vergessen darf er auch, dass das Kap. V der ICD-10, von Ausnahmen abgesehen, keine ätiologischen Kriterien verwendet. Zwar beinhaltet die Klasse F40–F49 neurotische, Belastungs- und somatoforme Störungen. Neurotisch ist hier aber nicht in einem psychodynamisch/tiefenpsychologischen Sinn gemeint, sondern bedeutet im Sinn der Allgemeinmedizin

Klasse	Diagnose
F0	Organische, einschließlich symptomatische psychische Störungen
F1	Psychische und Verhaltensstörungen durch psychotrope Substanzen
F2	Schizophrenie, schizotype und wahnhafte Störungen
F3	Affektive Störungen
F4	Neurotische, Belastungs- und somatoforme Störungen
F5	Verhaltensauffälligkeiten mit körperlichen Störungen und Faktoren
F6	Persönlichkeits- und Verhaltensstörungen
F7	Intelligenzminderung
F8	Entwicklungsstörungen
F9	Verhaltens- und emotionale Störungen mit Beginn in der Kindheit und Jugend
F99	Nicht näher bezeichnete psychische Störungen

Tab. 8.1. Die Hauptklassen von Kapitel V ICD-10

eine nichtpsychotische und nichtorganische Störung. Die Unterklasse F43 enthält Störungen, bei denen die Ursache Voraussetzung für die Diagnose ist, nämlich bei den posttraumatischen Belastungsreaktionen und -störungen sowie den Anpassungsstörungen. Dabei ist zu beachten, dass z. B. für die posttraumatische Belastungsstörung – eine Diagnose, die einen gewissen Modewert erhalten hat – strenge Kriterien für die Natur des verursachenden Traumas vorgeschrieben sind. Daran muss sich der Arzt halten.

Der Anfänger tut gut daran, wenn er den **Leitfaden zur ICD-10** (Dilling et al. 2006) sorgfältig studiert und sich einen Überblick über das System verschafft. Es gibt auch spezielle Publikationen mit Beispielen zur diagnostischen Einordnung, z. B. Freyberger u. Dilling (1994).

Selbstverständlich kann mehr als eine Diagnose verschlüsselt werden, z. B. eine organische Störung oder eine Schizophrenie mit einer Substanzabhängigkeit und/oder einer Persönlichkeitsstörung (Überblick über die Hauptklassen Tab. 8.1).

Bei den organisch bedingten psychischen Störungen sollte die spezielle somatische Ursache z. B. aus Kap. VI »Erkrankungen des Nervensystems« kodiert werden.

9 Niederschrift der psychiatrischen Befunde: die Krankengeschichte

Der Gang der Untersuchung und ihr Ergebnis finden ihren Niederschlag in der Krankengeschichte. An den meisten Orten ist der Arzt von Gesetzes wegen verpflichtet, eine Dokumentation über seine Kranken und die getroffenen Behandlungsmaßnahmen zu führen. In der somatischen Medizin wurden seit langem vorgedruckte Untersuchungsbogen eingeführt, die ein arbeitssparendes Ankreuzen der zutreffenden Befunde gleich während der Untersuchung erlauben. Bei körperlichen Untersuchungen ist es sowohl für den Arzt wie für den Patienten selbstverständlich, dass sich der Arzt fortlaufend Notizen macht. Darin wird keine Störung gesehen. Anders in der Psychiatrie.

9.1   Notizen während des Untersuchungsgesprächs

Es gibt keine allgemein gültigen Regeln zu diesem Punkt. Der Psychiater muss sich aber vom Bestreben leiten lassen, alles zu vermeiden, was den unmittelbaren Kontakt zum Kranken im Untersuchungsgespräch stören könnte. Je nach der individuellen Untersuchungssituation und auch nach dem Zweck der Untersuchung wird er mehr oder weniger Aufmerksamkeit für Notizen aufbringen können. Im »Normalfall« eines Untersuchungsgesprächs wird er sich mit der Niederschrift einzelner Stichwörter oder charakteristischer Formulierungen des Patienten begnügen. Mehr würde wohl meistens die Spontaneität des Gesprächs stören. Auch in diesem Fall kann er durch demonstratives Weglegen von Papier und Stift dem Kranken seine ungeteilte Aufmerksamkeit zeigen und ihn so ermutigen, mit dem angeschnittenen Thema fortzufahren.

Im Untersuchungsgespräch, das gleichzeitig eine therapeutische Funktion hat, ist es meist falsch, die Aussagen des Patienten protokollieren zu wollen. Dieses Verhalten des Arztes verkehrt das Gespräch in den Augen des Patienten in eine Einvernahme. Nur im Rahmen von Begutachtungen, wenn dem Patienten von Anfang an klar ist, dass alle seine Angaben für das Gutachten verwendet werden, kann dieses Vorgehen zeitsparend sein, auch dort, wo es um die Erhebung eines Lebenslaufs und äußerer Daten geht. Gut ist es in der Regel, mit dem Patienten kurz zu besprechen, dass und warum Notizen angefertigt werden.

9.2 Tonband- und Videotape-Aufnahmen

Die vollständige maschinelle Aufzeichnung des Untersuchungsgesprächs erleichtert und verbessert natürlich die Dokumentation erheblich. Im Allgemeinen kommt sie aber nur für wissenschaftliche oder didaktische Zwecke in Betracht. Für das Anlegen von Krankengeschichten ist das Verfahren viel zu zeitraubend und umständlich, weil aus den Bandaufnahmen nun die schriftliche Fixierung der Befunde gemacht werden muss, was ein Abspielen des ganzen Gesprächs verlangt. Das Stapeln der Bänder allein verhindert jede Übersicht oder das schnelle Heraussuchen von Einzelheiten.

Nicht unerwähnt bleiben darf die strikte Regel, obwohl sie selbstverständlich ist, dass alle Bandaufnahmen nur mit Wissen und Einwilligung des Kranken gemacht werden dürfen, der vorher auch über den gewünschten Verwendungszweck (Unterricht, wissenschaftliche Studie usw.) informiert werden muss. Alles andere wäre, abgesehen von juristischen Aspekten, ein grober Verstoß gegen Treu und Glauben und würde sich früher oder später verhängnisvoll auf die Arzt-Patienten-Beziehung auswirken. Bei Verwendung zu Lehrzwecken muss die ärztliche Schweigepflicht strikt gewahrt werden.

Eine systematische Datenerfassung und ein einfacherer Zugriff auf die gesamte Informationsmenge werden erst mit der elektronischen Datenverarbeitung der ganzen Krankengeschichte gelöst.

9.3 Anlegen der Krankengeschichte

Die Krankengeschichte hat den Zweck, die im Laufe des Untersuchungsgesprächs erhaltenen Mitteilungen des Patienten, die Beobachtungen des Arztes und seine Beurteilung des Zustandes des Patienten schriftlich zu fixieren. Im Laufe der Zeit hat sich eine zur Tradition gewordene Form dieser psychiatrischen Krankengeschichte entwickelt, die von einer Psychiatergeneration zur anderen weitergegeben wird:

Sie umfasst in der Regel
- die kurze Beschreibung der Erstuntersuchung beim Eintritt des Kranken in die Klinik,
- den vorgedruckten Bogen für die Familienanamnese,
- die chronologische Beschreibung der Lebensgeschichte,
- die spezielle Schilderung des jetzigen Leidens und

▬ die kurze Beschreibung des aktuellen Zustandes des Kranken, wobei nicht selten unter dem Titel »psychischer Status« einzelne Funktionen wie Intelligenz, Gedächtnis, Orientierung, Auffassung usw. aufgezählt und kurz beschrieben werden.

An manchen Orten gibt es dafür Vordrucke, auf denen die Art der Störung dieser Funktionen angekreuzt werden kann.

> 🛈 **Viele dieser traditionellen Krankengeschichten entwerfen ein sehr einseitiges Bild des Kranken, weil alles Augenmerk auf psychopathologische Symptome gelegt und die dahinterstehende Persönlichkeit nicht richtig erkennbar wird.**

Oder sie enthält bunt gemischt Meinungen und Interpretationen des Untersuchers mit eigentlichen Beobachtungen und Fakten, wobei dem Leser aber häufig nicht klar wird, was das eine und was das andere ist. Bleuler (1967) hat diese den Fortschritt hemmende Form der psychiatrischen Krankengeschichte treffend glossiert.

Ähnlich wie der Psychiater im Untersuchungsgespräch ständig sowohl die Rolle des distanzierten Beobachters als auch jene des engagierten Gesprächspartners benutzen muss, sollte auch die Krankengeschichte beide Aspekte der Untersuchung widerspiegeln. Sie muss also einerseits eine genaue Dokumentation der Befunde enthalten, die dem Leser die Identifikation der Symptome und Daten und ihren Vergleich erlauben; anderseits soll sie eine Beschreibung der Persönlichkeit des Kranken in allen ihren Aspekten geben, ihres Verhaltens, der vorherrschenden Konflikte, der mitmenschlichen Beziehungen, der Interessen und Fähigkeiten. Für eine systematische Dokumentation psychopathologischer Befunde steht das **AMDP-System** zur Verfügung (AMDP 2007). Es erlaubt die einheitliche Fixierung der Befunde und damit deren Vergleich und statistische Auswertung. Das AMDP-System dient in erster Linie der Interraterreliabilität und einer Präzisierung und Festlegung der psychopathologischen Fachsprache. Ein zusätzlich verfasster frei formulierter Befund sollte in jedem Fall Bestandteil der Krankengeschichte sein und den AMDP-Befund ergänzen. Hier sollte dann darauf fokussiert werden, ein anschauliches Bild des Kranken, Einblick in psychodynamische Vorgänge und eine Beschreibung seiner gesunden Seiten zu geben.

❗ **Die Beschreibung des Kranken erfolgt am besten in der Kombination eines frei formulierten Befundes mit der Anwendung eines strukturierten Systems zur Befunderhebung (z. B. AMDP-System). Eine hohe Interraterreliabilität ist wichtig für den verlässlichen Vergleich von Befunden innerhalb einer Krankheitsepisode und über Episoden hinweg. Zusätzliche Angaben sollen ein möglichst plastisches individuelles Bild des Patienten entwerfen.**

Regeln für die Erstellung von Krankengeschichten

— Für den Leser muss deutlich sein, woher eine Angabe stammt. Handelt es sich um eine Aussage des Kranken, eines Angehörigen, um eine direkte Beobachtung des Untersuchers oder um die Interpretation von Beobachtungen durch den Untersucher?

— Auskunftgebende Angehörige sollten mit Name und Adresse identifiziert sein, ebenso Auszüge aus anderen Krankengeschichten bzgl. Herkunft, Datum, Hersteller des Auszugs usw. Es ist oft deprimierend, wie viel vollkommen wertloses Material in Krankengeschichten Platz versperrend mitgeschleppt wird, weil später die Herkunft und Authentizität nicht mehr sicher feststellbar ist.

— Mit der Beschreibung des Kranken muss versucht werden, seine »Gestalt« zu erfassen. Es soll ein anschauliches Bild eines Menschen und seines Verhaltens entstehen. Die Einsichten und Interpretationen des Untersuchers bzgl. der psychodynamischen Vorgänge müssen davon klar unterschieden und notiert werden. Es sollte ersichtlich sein, auf welche Äußerungen des Kranken und welche Beobachtungen sich diese Interpretation stützt.

— Neben der Schilderung der krankhaften Symptome und Verhaltensweisen ist auf die gesunden Persönlichkeitsanteile gleiches Gewicht zu legen. Ihre Berücksichtigung ist für die Therapie von entscheidender Bedeutung.

— Sofern die **Krankenblätter** keine Vordrucke enthalten, ist die **folgende Gliederung** zweckmäßig:
  — Erster Eindruck bei der Aufnahme.
    Beschwerden des Kranken, jetziges Leiden und Grund für die Zuweisung bzw. Hospitalisierung. Diese Angaben sind, wenn immer möglich, in den eigenen Worten des Kranken zu notieren. Ihre Interpretation als psychopathologische Symptome soll deutlich davon unterschieden sein.

- Objektive Daten des Lebenslaufs.
  Lebensgeschichte im Hinblick auf die Entwicklung der Persönlichkeit und der dabei wirksamen Kräfte.
- Familienanamnese.
- Beschreibung der Persönlichkeit in ihren krankhaften und gesunden Aspekten.
  - Spezielle Befunde bzgl. einzelner Funktionen wie Intelligenz, Gedächtnis u. a. Körperliche Untersuchung.
  - Zusammenfassende Beschreibung des vorherrschenden Zustandsbildes bzw. Syndroms, psychiatrische Diagnose und kurze Schilderung der psychodynamischen Konstellation bzw. Konfliktsituation.
- Wenn Angaben aus anderen Quellen als vom Kranken selbst verwendet werden, ist es vorzuziehen, diese gesondert zu notieren, als sie in die Schilderung des Kranken einzuflechten. Meist wird dann die Quellenangabe vergessen, was den dokumentarischen Wert der ganzen Krankengeschichte sofort beeinträchtigt. In Deutschland, in der Schweiz und in vielen anderen Ländern besteht heute für den Patienten ein Einsichtsrecht in seine Krankengeschichte. Wahrscheinlich überall sind die Angaben von Drittpersonen davon ausgenommen, weil sie einen eigenen Geheimnisanspruch haben. Es hat sich deshalb bei den Untersuchern bewährt, solche Angaben auf verschiedenfarbige Blätter zu notieren. Hierher würde auch jener Text gehören, der als persönliche Notizen des Arztes zu bezeichnen ist, für die in der Regel ebenfalls kein Einsichtsrecht besteht (hierzu gibt es allerdings unterschiedliche Rechtsauffassungen).

Es folgen die Notizen über den Krankheitsverlauf und die Behandlung. Sie sollten Berichte über das Erleben und Verhalten des Kranken, die Beschreibung von Reaktionsweisen auf bestimmte auslösende Situationen mit den Erkenntnissen oder Vermutungen des Arztes über die Motive bestimmter Verhaltensweisen umfassen. Man hüte sich vor dem allzu subjektiv wertenden Klassifizieren der Patienten und ihrer Angehörigen und halte sich auch hier wieder vor Augen, dass der Kranke ein Einsichtsrecht geltend machen kann. Oft sind es nur unüberlegt hingeschriebene Adjektive, die als ungerechtfertigte Abqualifizierung oder gar als Schimpfwort verstanden werden, die Anlass zu Querelen geben können. Selbstverständlich sind die pflegerischen und therapeutischen Maßnahmen zu notieren und die Begründung für ihre Anordnung, stamme sie aus theoretischen Überlegungen oder aus Erfahrung mit diesem oder anderen Kranken.

Zum Abschluss der Krankengeschichte gehört eine zusammenfassende Beurteilung mit der Schilderung des Zustandes bei der Entlassung, des Grades der Besserung oder Heilung und der allenfalls eingeleiteten Nachbehandlung oder Nachbetreuung. Nicht vergessen werden sollten an dieser Stelle die Adresse des Kranken nach der Entlassung und die Anschrift des nachbehandelnden Arztes.

9.4   Krankengeschichte in der ambulanten Praxis

Bei ambulanten Untersuchungen kann aus Zeitgründen oft keine so umfangreiche Krankengeschichte wie im Krankenhaus angelegt werden. Grundsätzlich gelten aber dieselben Regeln. Für die tägliche Praxis und die fortlaufende Dokumentation der anfallenden Befunde müssen oft rudimentäre schriftliche Fixierungen genügen. Wenn keine besonderen wissenschaftlichen Interessen wahrzunehmen sind, wird mit Recht der Zeitaufwand für die Führung umfangreicher Krankengeschichten angesichts der überfüllten Sprechstunden fast aller Psychiater gescheut. Immerhin muss auch eine bescheidene Dokumentation einige grundlegende Angaben enthalten. Dazu gehören, abgesehen von Personalien, Beruf, Adresse usw., die Antworten auf folgende 4 Fragen:

1. Wer hat den Kranken überwiesen und weshalb?
2. Welche Klagen und Beschwerden bringt der Kranke vor?
3. Welches Zustandsbild stellt der Arzt fest?
4. Was hat der Arzt getan, sei es an Behandlung, Beratung, Überweisung, Absprache weiterer Untersuchungen, Vereinbarung neuer Konsultationstermine u. a.?

Die schriftliche Fixierung dieser Angaben stellt das Minimum an Notizen dar, das nach einem Erstinterview auch bei noch so überfüllter Praxis in geeigneter Form festzuhalten ist. Ohne dieses Minimum wird der Arzt später nicht in der Lage sein, jene Auskünfte zu erteilen, die Patienten und später behandelnde Kollegen mit Recht von ihm erwarten dürfen. Besser ist es natürlich, wenn etwas mehr als dieses Minimum vorhanden ist, nämlich ein Abriss des Lebenslaufs und eine Schilderung der Persönlichkeit und der Lebensumstände des Kranken.

Über nachfolgende Konsultationen, zusätzliche Untersuchungen, Behandlungen u. a. werden in gleicher Weise Notizen gemacht. Ein Nachteil vieler Krankengeschichten beruht darauf, dass der betreffende Schreiber nicht an den zukünftigen Leser und Benutzer gedacht hat. Er schreibt gewissermaßen für sich persönlich das, was ihn interessiert oder ihm auffällt. Er sollte aber so schreiben, dass er einem anderen den Kranken und die Geschichte seines Leidens vertraut macht. Freilich gibt es auch den psychiatrischen »Romanschriftsteller«, der plastische Bilder seiner Kranken entwirft, nur ist man bei ihnen dauernd im Ungewissen, was authentische Schilderung des Kranken und was amplifizierende Imagination des Untersuchers ist. Die Kunst des Schreibens einer guten psychiatrischen Krankengeschichte bewegt sich also auf dem schmalen Pfad zwischen trockener Aufzählung von Fakten und Daten und der ausschmückenden Beschreibung lebendiger Persönlichkeiten und Schicksale.

10 Zuverlässigkeit der psychiatrischen Untersuchung

Psychiatrische Diagnosen haben für den Patienten unter Umständen sehr weitreichende soziale Konsequenzen. Die Frage, wie zuverlässig eine solche Diagnose gestellt werden kann, drängt sich deshalb auf. Die Zuverlässigkeit der Diagnose basiert aber auf der Verlässlichkeit der Untersuchung.

Psychiater haben sich seit jeher daran gewöhnt, dass zwei Fachkollegen, die den gleichen Kranken nacheinander untersuchen, in manchen Fällen zu verschiedenen Diagnosen gelangen; dass der eine »Neurose«, der andere »Psychose« feststellt, überrascht kaum. Aber auch, wenn der eine »Manie«, der andere »Schizophrenie« sagt, wird nicht in erster Linie beim einen (oder bei beiden) berufliche Inkompetenz angenommen. Es gibt verschiedene Gründe, die diese Unterschiede erklären können:

— Eine wichtige Differenz kann auf der Unschärfe der verwendeten diagnostischen Kategorien beruhen. Zwei Untersucher können also wohl das gleiche Zustandsbild beobachten, sie bewerten einzelne Symptome aber verschieden und weisen das Zustandsbild deshalb anderen diagnostischen Gruppen zu. Es gibt heute eine ganze Anzahl von Studien über die diagnostischen Gewohnheiten der Psychiater in verschiedenen Ländern, die sehr verschieden sein können.

— Bekanntlich ist z. B. das deutsche Schizophreniekonzept recht verschieden von dem der Vereinigten Staaten. Die russische Psychiatrie hat weitere Besonderheiten. Zur Beurteilung einer psychiatrischen Diagnose gehört auch die Kenntnis, wo oder von wem sie gestellt wurde. Eine gute Übersicht über die internationalen Variationen psychiatrischer Diagnosen in der Zeit vor der Einführung operationalisierter Diagnosensysteme gibt Leff (1977). Durch den allgemeinen Gebrauch von ICD-10 und DSM-IV sind diese Unterschiede in der Klassifizierung psychischer Störungen geringer geworden.

— Die Beziehung des Kranken zum Untersucher färbt in starkem Maße die Symptome, die der Letztere zu Gesicht bekommt. Der Kranke macht auch nicht jedem Untersucher die gleichen Mitteilungen. Dem Einen, der es nicht verstanden hat, sein Vertrauen zu gewinnen, wird er z. B. nichts über die häufigen Entfremdungs- und Beeinflussungserlebnisse sagen, sondern nur über hypochondrisch anmutende Körpersymptome klagen. Dem Anderen wird er sich rückhaltlos offenbaren. Dieser kann nun die Diagnose Schizophrenie stellen, während der andere noch eine hypochondrische Neurose annimmt. Das Zustandsbild des Kranken kann innerhalb kurzer Zeit erheblich schwanken. Bei zeitlich aufeinander folgenden Untersuchungen hat sich der Kranke möglicherweise deutlich verändert. Der eine Untersucher wird ihn deshalb psychotisch finden, während der andere nur noch z. B. ein neurasthenisches Syndrom feststellen kann.

- Es hat sich aber auch gezeigt, dass psychiatrische Untersucher in nicht geringem Maße suggestiven Einflüssen bzgl. ihrer Diagnosestellung unterworfen sind. Eine einmal formulierte Diagnose hat eine gewisse Wahrscheinlichkeit, von späteren Untersuchern bestätigt zu werden, auch wenn die nachweisbaren Symptome keineswegs eindeutig dafür sprechen. Es gibt Experimente, die noch viel deutlicher ergeben haben, dass Psychiater der sog. Prestigesuggestion unterliegen. Wenn von autoritativer Seite suggestive, aber objektiv unzutreffende Bemerkungen zur Diagnose eines bestimmten Kranken gemacht wurden, ließen sich viele dazu verführen, bei Beurteilung eines Interviews auf Tonband eine Diagnose im Sinne der Suggestion zu stellen (Temerlin 1968).

Die Verfälschung der Diagnostik durch affektive Befangenheit des Arztes gegenüber seinem Patienten ist praktisch wichtiger als jene durch suggestive Einflüsse. Sein Blick für die Konfliktsituation des Kranken wird leicht getrübt durch persönlichkeitsbedingte Voreingenommenheiten und eigene Abwehrvorgänge. Was der Arzt bei sich verurteilt und unterdrückt, nimmt er mit Vorliebe am Patienten wahr. Psychiater und Psychotherapeuten entwickeln deshalb leicht ein begrenztes Repertoire diagnostischer Formulierungen, denen eine gewisse Stereotypie eigen ist. Abhilfe von dieser diagnostischen Einengung schaffen nur die sorgfältige und fortgesetzte Kontrolle der eigenen gefühlsmäßigen Einstellung zum Kranken und allenfalls diagnostische Übungen und Besprechungen im Kollegenkreis im Sinne diagnostischer Qualitätszirkel.

Weil psychiatrische Diagnosen mit solchen Hypotheken belastet sind, muss in zweifelhaften Fällen danach getrachtet werden, jene Diagnose zu formulieren, die für den Kranken am wenigsten soziale und therapeutische Risiken mit sich bringt. Wenn z. B. die Frage offen ist, ob eine schizophrene oder affektive Psychose vorliegt, wird man eher die letztere wählen, weil der Verlauf meist gutartig, die Therapie ohne große Risiken und das soziale Stigma für den Patienten geringer ist. In gleicher Weise ist die Diagnose abnorme Persönlichkeit mit größeren sozialen Implikationen verknüpft als jene einer neurotischen Persönlichkeitsentwicklung. Dieser Aspekt der Diagnose ist bei unklaren Fällen immer im Auge zu behalten. Ebenso problematisch ist aber auch die schönfärberische Deckdiagnose, die den wahren Sachverhalt verschleiern soll,

z. B. Borderline-Syndrom statt akuter schizophrener Episode. Dort, wo eindeutige Diagnosen gestellt werden können, sollte dieser Schritt auch getan und das Ergebnis den Patienten einfühlsam mitgeteilt werden.

Besondere Vorsicht ist gegenüber sog. »Anhiebsdiagnosen« am Platz. Gemeint sind damit jene psychiatrischen Diagnosen, die aufgrund eines ersten Eindrucks oder eines kurzen Gesprächs formuliert werden. Sie sind besonders gefährlich, weil sie für den Patienten doch schwerwiegende soziale Diskriminierungen zur Folge haben können, z. B. Schizophrenie, abnorme Persönlichkeit, Intelligenzminderung. Zwar mag auch der Psychiater versucht sein, diagnostischen Scharfsinn und berufliche Kompetenz durch solche Blitzdiagnosen zu demonstrieren. Er muss sich gleichzeitig aber bewusst sein, dass seine Diagnose u. U. weitreichende Folgen bewirkt, die sich nicht nur auf den Kranken selbst, sondern auf dessen ganze Umgebung beziehen. Es ist auch sehr häufig, dass solche Ersteindrücke durch eingeholte weitere Daten und die Beobachtung des Verlaufs einer Störung revidiert werden müssen.

> ❗ Eine gute Übereinstimmung verschiedener Untersucher bei demselben Kranken lässt sich nur erzielen, wenn die Diagnostiker manualisierte Psychopathologie- und operationalisierte Diagnostikinstrumente nutzen und sich im Umgang mit diesen Systemen immer wieder üben.

Eine Systematisierung psychopathologischer Begrifflichkeiten liefert das AMDP-System (AMDP 2007), das erlaubt, Phänomene des Erlebens und Verhaltens von Menschen nach einheitlichen Kriterien zu beurteilen. Die Anwendung des AMDP-Systems liefert damit zwar eine Verbesserung der Reliabilität, aber – alleine verwendet – auch eine nur blutleere Aufzählung von Symptomen, die zwar zuverlässige Statistiken liefert, aber kein Bild der Persönlichkeit vermittelt. Ein solches ist umgekehrt mit allen Fehlermöglichkeiten subjektiven Ermessens belastet. Hinzu kommt, dass in der dynamischen Psychiatrie einheitliche Begriffe noch fast vollständig fehlen. Es gibt keine einheitliche Sprache zwischen den tiefenpsychologischen Schulen bzgl. Motivationen, Konfliktgenese, Verhaltensweisen und der darin wirksamen Kräfte. Der psychopathologische Befund sollte deshalb immer gleichzeitig mit einer Fachbegrifflichkeit von hoher Interraterreliabilität und einer freien Formulierung des vorliegenden klinischen Bildes erstellt werden. Das eine Element kann das andere nicht ersetzen.

❗ **Psychiatrische Diagnosen, auch wenn sie dem tiefenpsychologischen Vokabular entstammen, sind aus den genannten Gründen immer mit erheblichen Fehlerquellen behaftet. Einen verlässlichen Wert bekommen sie erst, wenn das Beobachtungsmaterial, das ihrer Formulierung zugrunde liegt, bekannt gemacht wird. Wesentliche Faktoren sind dabei die Dauer und Intensität der Untersuchung, die Vielfalt der verfügbaren Quellen und die Kompetenz des Untersuchers.**

Zuverlässiger als Ein-Wort-Diagnosen sind i. Allg. kurze Beschreibungen der Hauptsymptome und der hervorstechenden Persönlichkeitszüge. Die Unschärfe der immer subjektiven Beurteilung und Beobachtung lässt sich nicht grundsätzlich vermeiden. Dieser Einfluss der Persönlichkeit des Psychiaters ist aber zweifellos nicht nur ein Nachteil. Schließlich ist sie auch sein wichtigstes Behandlungsinstrument, und in dieser Hinsicht bleibt sie auf jeden Fall unersetzlich.

Anhang

Anhang 1: Fabeltexte

Der mit Salz beladene Esel

Ein Esel, der mit Salz beladen war, musste durch einen Fluss waten. Er fiel hin und blieb einige Augenblicke behaglich in der kühlen Flut liegen. Beim Aufstehen fühlte er sich um einen großen Teil seiner Last erleichtert, weil das Salz sich im Wasser aufgelöst hatte. Langohr merkte sich diesen Vorteil und wandte ihn gleich am folgenden Tage an, als er, mit Schwämmen belastet, wieder durch eben diesen Fluss ging.

Diesmal fiel er absichtlich nieder, sah sich aber arg getäuscht. Die Schwämme hatten nämlich das Wasser angesogen und waren bedeutend schwerer als vorher. Die Last war so groß, dass er nicht weiter konnte.

Ein Mittel taugt nicht für alle Fälle.

Ein Geizhals-Stücklein

Die Bewohner von Kufa galten als die geizigsten Araber. Einst hörte einer von ihnen, dass in Bassora ein Geizhals wohne, bei dem alle Knicker noch in die Schule gehen könnten, und er entschloss sich, hinzugehen und von ihm zu lernen. Dort angekommen, sagte er ihm offen den Grund seines Besuches. »Du bist willkommen«, sagte der von Bassora, »Wir wollen auf den Markt gehen und einkaufen!«

Sie gingen zum Bäcker. »Hast du gutes Brot?« Zu dienen, meine Herren, frisch und weiß wie Butter! – »Du siehst«, sagte der von Bassora zu dem von Kufa, »dass Butter besser sein muss als Brot, weil Brot mit Butter verglichen wird; wir tun daher besser daran, Butter zu kaufen.«

Sie gingen zum Butterhändler und fragten, ob er gute Butter habe. – Zu dienen, Butter, frisch und süß wie Olivenöl! – »Du hörst«, sagte der Gastfreund, »die beste Butter wird mit Öl verglichen, dies wird also besser sein.«

Sie gingen zum Ölkrämer. »Hast du gutes Öl?« Vom besten, hell und klar wie Wasser! – »Hoho«, sagte der von Bassora zu dem von Kufa, »demnach ist das Wasser das Beste von allem! Ich habe noch ein ganzes Fass voll zu Hause, damit will ich dich auf's Freigebigste versehen.«

Und in der Tat, er setzte seinem Gaste nichts als Wasser vor, da Wasser besser als Öl, Öl besser als Butter und Butter besser als Brot sei. »Gut«, sagte der Geizhals von Kufa, »ich bin nicht vergebens hierher gereist, ich habe viel gelernt!«

Neptun und Taglöhner

Ein Taglöhner arbeitete neben einem Fluss. Aus Versehen fiel ihm seine Axt hinab, und da der Fluss so tief war, dass er sie nicht wieder herausholen konnte, setzte er sich ans Ufer und klagte dem Flussgott seine Not.

Neptun hatte Mitleid mit der Armut des Mannes, tauchte unter und holte eine goldene Axt heraus. »Ist dies die deinige?« fragte er den Taglöhner. »Nein«, antwortete dieser ganz ehrlich. Plötzlich tauchte Neptun wieder unter und trat mit einer silbernen Axt vor den Holzhacker hin. Auch auf diese wollte der Taglöhner keinen Anspruch machen. Zum dritten Mal tauchte der Gott unter und brachte die wahre eiserne Axt mit dem hölzernen Stiel. »Ja, dies ist sie, dies ist die rechte, diese habe ich verloren!" rief der Taglöhner freudig. »Ich wollte dich nur auf die Probe stellen«, erwiderte Neptun, »mich freut's, dass du so ehrlich wie arm bist! Da, nimm alle drei Äxte, ich schenke sie dir!«

Der ehrliche Mann erzählte mehreren Bekannten, dass er eine goldene und silberne Axt von Neptun geschenkt bekommen habe. Einer derselben wollte Neptuns Güte missbrauchen und warf aus diesem Grunde seine Axt absichtlich in den Fluss. Kaum fing er an, dem Flussgott seine Not zu klagen, so erschien dieser auch schon mit einer goldenen Axt. – »Ist es diese, welche dir in den Fluss fiel?« fragte er ihn. Schnell rief er: »Ja, sie ist's!« und griff danach. Neptun aber schalt ihn einen schamlosen Lügner, da er selbst einen Gott hintergehen wollte, und wandte ihm den Rücken. Mit ihm verschwand die goldene Axt, und der Mann musste auch ohne seine eiserne nach Hause gehen.

Ehrlich währt am längsten.

Anhang 2: Figuren zur Prüfung des räumlichen Vorstellungsvermögens

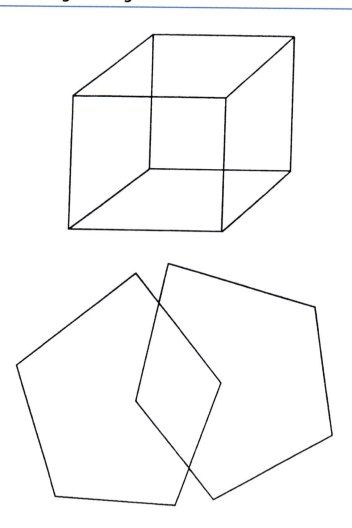

Literatur

Weiterführende Literatur – Auswahl

Lehrbücher der Psychiatrie

Berger M (2003) Psychische Erkrankungen. Klinik und Therapie, 2. Aufl. Urban & Fischer München, Wien, Baltimore

Bleuler E (1983) Lehrbuch der Psychiatrie. 15. Aufl, neu bearbeitet von M. Bleuler, Springer, Berlin Heidelberg New York Tokio, unveränderter Nachdruck

Gaebel W, Müller-Spahn F (2002) Diagnostik und Therapie psychischer Störungen. Kohlhammer, Stuttgart

Möller H-J, Laux G, Kapfhammer H-P (2007) Psychiatrie und Psychotherapie, 3. Aufl. Springer, Berlin Heidelberg New York Tokio

Schöpf J (2002) Psychiatrie für die Praxis, 3. Aufl. Springer, Berlin Heidelberg New York Tokio

Tölle R, Windgassen K (2005) Psychiatrie, 14. Aufl. Springer, Berlin Heidelberg New York Tokio

Allgemeine Psychopathologie

Arbeitsgemeinschaft für Methodik und Dokumentation in der Psychiatrie, AMDP (2006) Das AMDP-System. Manual zur Dokumentation psychiatrischer Befunde, 8. überarbeitete Aufl. Hogrefe, Göttingen

Jaspers K (1973) Allgemeine Psychopathologie, 9. Aufl. Springer, Berlin Heidelberg New York

Payk TR (2002) Pathopsychologie, Springer, Berlin Heidelberg New York

Scharfetter C (2002) Allgemeine Psychopathologie. Eine Einführung, 5. Aufl. Thieme, Stuttgart

Schneider K (2007) Klinische Psychopathologie, 15. Aufl. Thieme, Stuttgart

Neurosenlehre und Tiefenpsychologie

Fenichel O (2005) Psychoanalytische Neurosenlehre 1–3. Psychosozial Verlag, Gießen

Hoffmann SO, Hochapfel G, Heuft G, Eckhardt-Henn A (2004) Neurotische Störungen und psychosomatische Medizin, 7. Aufl. Schattauer, Stuttgart

Kuiper PC (2004) Die seelischen Krankheiten des Menschen. Psychoanalytische Neurosenlehre, 9. Aufl. Klett Cotta, Stuttgart

Rudolf G (2005) Psychotherapeutische Medizin und Psychosomatik. Ein einführendes Lehrbuch auf psychodynamischer Grundlage, 5. unverämndte Aufl. Enke, Stuttgart

Gesprächs- und Interviewtechnik

Argelander H (2007) Das Erstinterview in der Psychotherapie, 7. unveränd. Aufl. Wissenschaftliche Buchgesellschaft, Darmstadt

Dahmer H, Dahmer J (2003) Gesprächsführung. Eine praktische Anleitung, 5. unver. Aufl. Thieme, Stuttgart

Fähndrich E, Stieglitz R-D (2006) Leitfaden zur Erfassung des psychopathologischen Befundes, 3. überarbeitete Aufl. Hogrefe, Göttingen

Meerwein F (1998) Das ärztliche Gespräch. Grundlagen und Anwendungen, 4. Aufl. Huber, Bern

Rössler W (2004) Psychologen in der psychiatrischen Klinik. Psychiatrie, Bonn

Zitierte Literatur

Adler R, Hemmeler W (1992) Anamnese und Körperuntersuchung, 3. Aufl. Fischer, Stuttgart

AMDP (Arbeitsgemeinschaft für Methodik und Dokumentation in der Psychiatrie) (2007) Das AMDP-System. Manual zur Dokumentation psychiatrischer Befunde, 8. überarbeitete Aufl. Hogrefe, Göttingen

APA (American Psychiatric Association) (2000) Diagnostic and statistical manual of mental disorders DSM-IV-TR. APA, Washington DC

Argelander H (2007) Das Erstinterview in der Psychotherapie, 7. Aufl. Wissenschaftliche Buchgesellschaft, Darmstadt

Balint M, Balint E (1995, 1962) Psychotherapeutische Techniken in der Medizin, 5. Aufl. Huber, Bern/Klett, Stuttgart

Beckmann D, Brähler E, Richter HE (1990) Der Gießen-Test (GT). Ein Test für Individual- und Gruppendiagnostik (Handbuch), 4. Aufl. Hogrefe, Göttingen

Benton AL (1996) Der Benton-Test, Handbuch. Deutsche Bearbeitung von O. Spreen, 7. Aufl. Huber, Bern

Berzewski H (2007) Der psychiatrische Notfall, 3. erweiterte Aufl. Springer, Berlin Heidelberg New York Tokio

Bleuler E (1983, [1]1972) Lehrbuch der Psychiatrie, 15. Aufl, neu bearbeitet von Bleuler M. Springer, Berlin Heidelberg New York Tokyo, unveränderter Nachdruck

Bleuler M (1967) Die psychiatrische Krankengeschichte: Spiegel, Bremsklotz und Bahnbrecher des Fortschrittes. Wien Z Nervenheilkd 25: 125–130

Bohm E (1996) Lehrbuch der Rorschach-Psychodiagnostik, 6. Aufl. Nachdruck Huber, Bern

Bohnhoeffer K (1912) Die Psychosen im Gefolge von akuten Infektionen, Allgemeinerkrankungen und inneren Erkrankungen. In: Aschaffenburg G (Hrsg) Handbuch der Psychiatrie, spez. Teil, 3/I, S 1–118. Deuticke, Leipzig

Brickenkamp R (1994) Test d-2. Aufmerksamkeits-Belastungs-Test, 8. Aufl. Hogrefe, Göttingen

Bronisch T, Hiller W, Mombour W, Zandig M (1995) Internationale Diagnosen Checkliste für Persönlichkeitsstörungen nach ICD-10 und DSM-IV (IDCL-P). Huber, Bern

Buddeberg C (2005) Sexualberatung. Eine Einführung für Ärzte, Psychotherapeuten und Familienberater, 4. Aufl. Enke, Stuttgart

Dahmer J (2006) Anamnese und Befund. Didaktisch-methodische Anleitung. Flexibles Taschenbuch, 10. erweiterte Aufl. Thieme, Stuttgart

Degkwitz R, Helmchen H, Kockott G, Mombour W (Hrsg) (1980) Diagnosenschlüssel und Glossar psychiatrischer Krankheiten, 5. Aufl. (korrigiert nach der 9. Revision der ICD). Springer, Berlin Heidelberg New York Tokio

Dilling H, Mombour W, Schmidt MH, Schulte-Markwort (Hrsg) (2006) Internationale Klassifikation psychischer Störungen ICD-10 Kapitel V (F) Klinisch-diagnostische Leitlinien, 4. überarbeitete Aufl. Huber, Bern

Dorsch F (2003) Psychologisches Wörterbuch. 14. erweiterte Aufl. Huber, Bern

Dührssen A (1990) Die biographische Anamnese unter tiefenpsychologischem Aspekt, 3. Aufl. Vandenhoeck & Ruprecht, Göttingen

Ernst K (1995) Praktische Klinikpsychiatrie, 3. Aufl. Kohlhammer, Stuttgart

Fähndrich E, Stieglitz R-D (2006) Leitfaden zur Erfassung des psychopathologischen Befundes. Halbstrukturiertes Interview anhand des AMDP-Systems, 3. Aufl. Hogrefe, Göttingen

Fahrenberg J, Selg H (1994) Das Freiburger Persönlichkeitsinventar (FPI-R), 7. Aufl. Hogrefe, Göttingen

Frankl VE (1959) Psychagogische Betreuung endogen Depressiver. In: Frankl VE, Gebsattel VE von, Schultz JH (Hrsg) Urban & Schwarzenberg, München (Handbuch der Neurosenlehre und Psychotherapie, Bd IV, S 421–435)

Freyberger HJ, Dilling H (2000) Fallbuch Psychiatrie. Huber, Bern

Grotjahn M (1968) The aim and technique of psychiatric family consultation. In: Mendel WM, Solomon P (eds) The psychiatric consultation. Grune & Stratton, New York, pp 181–186

Heim E (1986) Die ärztliche Untersuchung. In: Heim E, Willi J (Hrsg) Psychosoziale Medizin, Bd 2: Klinik und Praxis. Springer, Berlin Heidelberg New York Tokyo, S 487–501

Herzka HS (1986) Die Untersuchung von Kindern. Ganzheitliche Erfassung und psychischer Befund. Vandenhoeck & Ruprecht, Göttingen

Hewer W, Rössler W (1998) Das Notfall Psychiatrie Buch. Urban & Schwarzenberg, München

Houpt JL, Weinstein HM, Russel ML (1976/77) The application of competency-based education to consultation-liaison psychiatry. Int J Psychiatry Med 7: 295–328

Jaspers K (1973, [1]1948) Allgemeine Psychopathologie, 9. Aufl. Springer, Berlin Heidelberg New York

Kretschmer E (1963) Medizinische Psychologie, 12. Aufl. Thieme, Stuttgart

Langen D (1954) Der erste Eindruck und seine medizinisch-diagnostische Verwendbarkeit. Arch Psychiatr Neurol 192: 67–100

Leff J (1977) International variations in the diagnosis of psychiatric illness. Br J Psychiatry 131: 329–338

Meerwein F (1998) Die Grundlage des ärztlichen Gesprächs, 4. Aufl. Huber, Bern

Meyer A (1951) Outlines of examination (privatly printed 1918). In: Winters EE (ed) Collected papers of Adolf Meyer, Vol III. Hopkins, Baltimore, pp 224–258

Moeller HJ (1989) Standardisierte psychiatrische Befunderhebung. In: Kisker KP et al. (Hrsg) Psychiatrie der Gegenwart, 3. Aufl, Bd 9: Brennpunkte der Psychiatrie. Springer, Berlin Heidelberg New York Tokyo, S 13–45

Mombour W, Zandig M, Berger P et al. (1996) International Personality Disorder Examination (IPDE). Huber, Bern

Musaph H (1969) Technik der psychologischen Gesprächsführung. Müller, Salzburg

Raven JC (1960) Die progressiven Matrizen-Tests, dt. Bearbeitung. Beltz, Weinheim

Revers WJ, Widauer H (1991) Thematischer Gestaltungstest (Salzburg) TGT(-S). Beltz, Weinheim

Ringel E (Hrsg) (1969) Selbstmordverhütung. Huber, Bern

Rorschach H (1992) Psychodiagnostik, 11. Aufl. Huber, Bern

Sass H, Steinmeyer E, Ebel H et al. (1995) Untersuchungen zur Kategorisierung und Dimensionierung von Persönlichkeitsstörungen. Z Klin Psychol 24: 239–251

Saupe R, Diefenbacher A (1995) Praktische Konsiliarpsychiatrie und Konsiliarpsychotherapie. Enke, Stuttgart

Scharfetter C (1978) Psychopathologie bei Kranken und Gesunden. Dtsch Med Wochenschr 103: 985–989

Scharfetter C (2002) Allgemeine Psychopathologie. Eine Einführung, 5. Aufl. Thieme, Stuttgart

Zitierte Literatur

Shea SC (1998) Psychiatric interviewing. The art of understanding. 2nd edn. Blackwell, Oxford

Simmons JE (1972) Anleitung zur psychiatrischen Untersuchung von Kindern. UniTaschenbücher 42. Schattauer, Stuttgart

Stevenson J (1969) The psychiatric examination. Churchill, London

Stieglitz R-D, Baumann V, Freyberger HJ (Hrsg) (2001) Psychodiagnostik in klinischer Psychologie, Psychiatrie, Psychotherapie, 2. Aufl. Thieme, Stuttgart

Stroemgren E (1989) Aktuelle Probleme der psychiatrischen Klassifikation. In: Kisker KP et al. (Hrsg) Psychiatrie der Gegenwart, 3. Aufl, Bd 9: Brennpunkte der Psychiatrie. Springer, Berlin Heidelberg New York Tokyo, S 47–83

Sullivan (1955) The psychiatric interview. Tavistock, London

Sullivan H (1988) Psychiatric interview. Norton, London

Temerlin MK (1968) Suggestion effects in psychiatric diagnosis. J Nerv Ment Dis 147: 349–353

Tewes U (1991) Intelligenzmessung bei Erwachsenen mit dem HAWIE-R. Huber, Bern

Weidlich S, Lamberti G (1993) Diagnosticum für Cerebralschädigung (CDS), 3. Aufl. Huber, Bern

Wittchen H-U (1993) Diagnostik psychischer Störungen: über die Optimierung der Reliabilität zur besseren Validität? In: Berger M, Möller H-J, Wittchen H-U (Hrsg) Psychiatrie als empirische Wissenschaft. Zuckschwerdt, München, S 17–39

Sachverzeichnis

H

I